GESUND MIT
VISITE

DAS BAUCH-WEG-PROGRAMM

Wie Sie mit einem gesunden Lebensstil endlich schlank werden

Inhalt

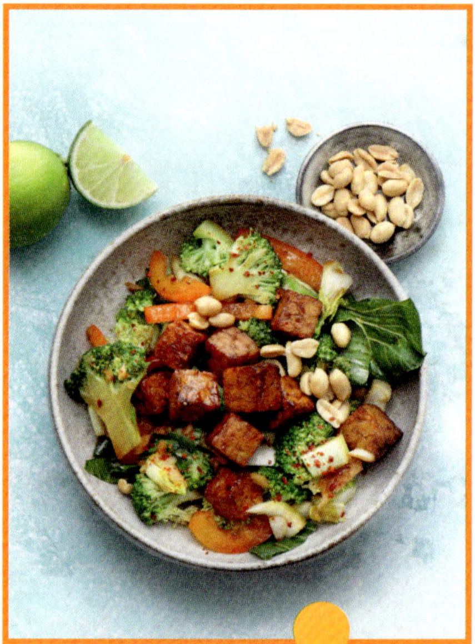

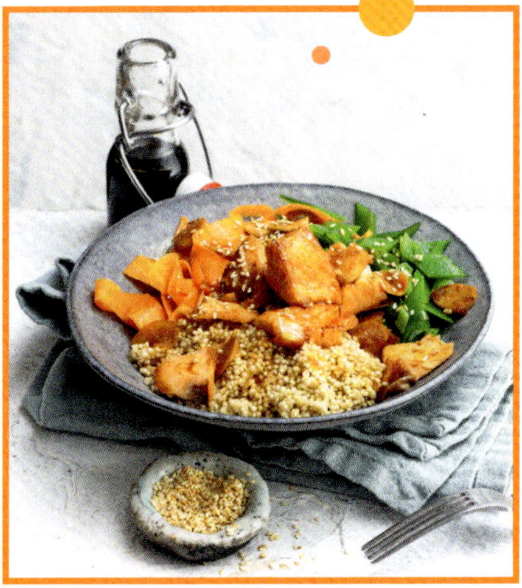

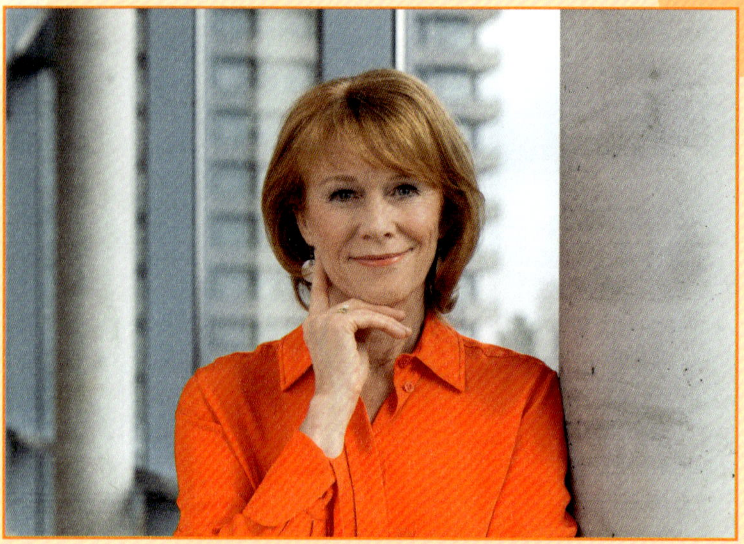

„Mein Credo lautet: Kleine Schritte, große Wirkung – und Konstanz schlägt Perfektion. Nehmen Sie sich nie zu viel auf einmal vor. Erfolgreich abzunehmen heißt nicht automatisch, leiden zu müssen. Nur was Ihnen leichtfällt und was Sie gerne tun, wird langfristig zum Erfolg."

Herzlich willkommen in diesem Buch!

Und lassen Sie sich überraschen ...

... so wie ich, als ich vor vielen Jahren in einer meiner ersten Visite-Sendungen ein Aha-Erlebnis hatte. Mein Studiogast, Professor für Innere Medizin, zog während des Interviews ein Maßband aus der Tasche. Genau so eines wie ich zu Hause im Nähkasten hatte. Mein Erstaunen war groß, als er sich das Band um den Bauch legte und erklärte, dass der in der Taille gemessene Umfang auf die Menge gefährlicher Fettzellen in unserem Bauchraum schließen lässt, die von dort aus unterschiedliche Erkrankungen anheizen.

Die schlichte, aber wertvolle Botschaft: Mit einem einfachen Maßband kann jeder sein Risiko für Herz-Kreislauf-Erkrankungen selbst bestimmen. Bis heute habe ich viele Male meinen Bauchumfang überprüft, um zu wissen, wo ich stehe. Mittlerweile gehört auch der Hüftumfang dazu. Auf Seite 27 lesen Sie, wie der Selbstcheck funktioniert und auf welche Maße es ankommt.

Was aber, wenn man genau weiß, man hat zu viel drauf? Haben Sie sich Ihren Bauch dann auch schon mal einfach „weggewünscht"? Wenn es nur so einfach wäre... Der ungeliebte Bauch ist schleichend gekommen, bleibt hartnäckig und lässt sich nicht mit schnellen Diäten vertreiben. Wer allerdings versteht, warum sich Bauchfett überhaupt bildet, erkennt auch die Wege, über die man es wieder loswird - ohne Hungern, ohne Druck, aber mit einem Plan.

Genau dabei hilft Ihnen dieses Buch. Unser Bauch-weg-Programm ist kein weiterer Diät-Ratgeber, sondern ein ganzheitlicher Lebensstil-Fahrplan. Er räumt mit Mythen auf, erklärt verständlich biochemische Fakten, liefert passende Rezepte und bietet Bewegungsübungen und Achtsamkeitstechniken, die sofort umsetzbar sind. Mit kleinen, aber konsequenten Schritten gewinnen Sie an Energie und verlieren Ihr Bauchfett.

Ich wünsche Ihnen Freude beim Lesen, Ausprobieren und Dranbleiben und viel Erfolg auf Ihrem Weg zu einem guten Bauchgefühl.

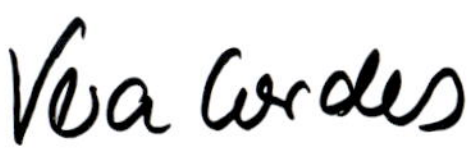

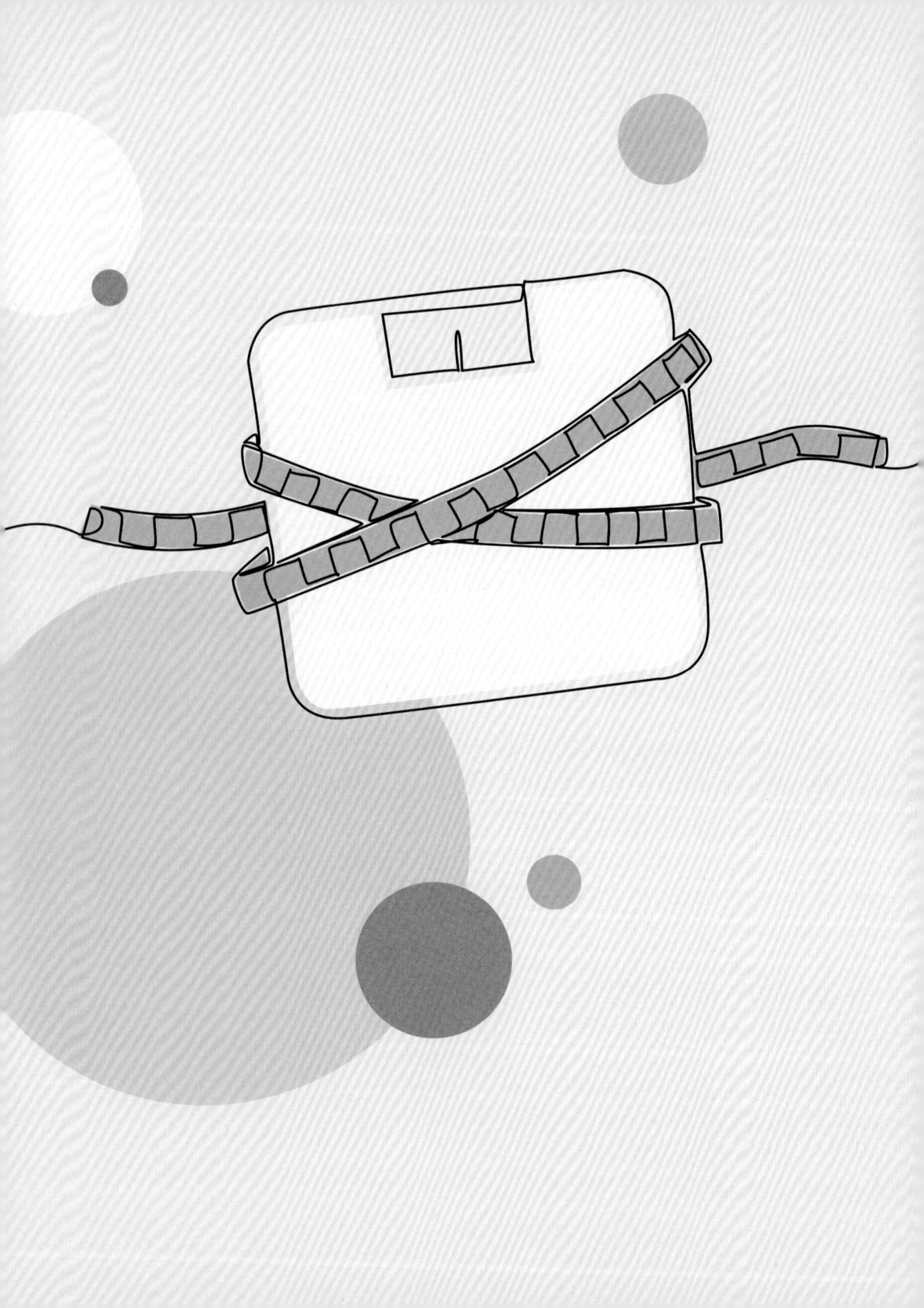

UNGESUNDES ÜBERGEWICHT: DER BAUCH SOLL WEG

WIE ABNEHMEN LANGFRISTIG GELINGEN KANN

Schädliches Bauchfett und überschüssige Pfunde werden Sie nicht einfach mit schnellen Hungerkuren oder Kalorienzählen los. Statt kurzen Crash-Diäten sind Strategien gefragt, mit denen Sie Ihr Wohlfühlgewicht auf gesunde Weise Schritt für Schritt erreichen und dann dauerhaft halten können. Unser ganzheitliches Bauch-weg-Programm hilft Ihnen dabei. Es geht hierbei nicht nur um die Ernährung, sondern auch um Bewegung und Entspannung.

Vorsicht, Fallen!
Warum Diäten oft scheitern

Wer in kurzer Zeit viel erreichen will, stellt sich beim Versuch abzunehmen häufig selbst ein Bein. Ob Ernährungsfehler, schlechte Gewohnheiten, psychische Blockaden oder zu viele Diäten – lesen Sie hier, was Ihrem Erfolg im Weg stehen könnte.

Schon als Kind war Bettina mit ihrer Figur nicht zufrieden. Als Jugendliche versuchte sie abzunehmen. Mal setzte sie auf 500 Kalorien pro Tag, mal ließ sie mit viel Disziplin einzelne Mahlzeiten ausfallen oder probierte sogenannte Blitz-Diäten, die schnelle Erfolge versprachen. Das funktionierte auch, aber immer nur kurz. Kehrte sie danach zu ihren alten Gewohnheiten zurück, waren auch die unerwünschten Kilos wieder da – meist sogar mehr als vorher. Das ging viele Jahre so weiter. Bettinas Gewicht schwankte zwischen 80 und 110 Kilo. Sie brach viele Abnehmprogramme frustriert ab und wusste nicht, was sie falsch machte. Erst als Diabetes Typ 2 bei ihr diagnostiziert wurde und eine Fettleber drohte, ging sie einen anderen Weg. Sie wollte jetzt nicht mehr nur schlank, sondern vor allem gesund werden. Mit grundlegenden Veränderungen ihrer Ernährung und ihres Lebensstils klappte tatsächlich, was sie schon fast nicht mehr für möglich gehalten hatte. Sie nahm ab, konnte die gefürchtete Zuckerkrankheit abwenden und ihr Gewicht halten.

Übergewicht ist weit verbreitet

Bettina ist nicht allein. Wie ihr ergeht es unzähligen anderen Menschen. Das statistische Bundesamt ermittelte, dass zuletzt 42,5 Prozent aller Frauen und sogar 62,4 Prozent der Männer zu viel Gewicht mit sich herumtragen. Das sind deutlich mehr als noch vor zehn Jahren. Dabei hat sich vor allem der Anteil der sogenannten Fettleibigen erhöht, also der Menschen, die einen Body-Mass-Index (BMI) von 30 und mehr haben (siehe Seite 26) und damit im medizinischen Sinne unter krankhaftem Übergewicht (Adipositas) leiden. Davon ist laut Robert-Koch-Institut mittlerweile mehr als ein Fünftel der Erwachsenen betroffen. Bei beiden Geschlechtern nehmen Probleme mit überschüssigen Pfunden im Alter noch zu. Das liegt unter anderem daran, dass die Muskelmasse mit den Jahren schwindet, weniger schützende Sexualhormone produziert werden, der Stoffwechsel sich verlangsamt, der Grundumsatz sinkt und sich dadurch vermehrt schädliches Bauchfett bildet. Hinzu kommt, dass viele Ältere sich immer weniger bewegen. Kein Wunder, dass etwa zwei Drittel aller über 60-Jährigen hierzulande zu dick sind.

Ungesunde Ernährung

Beim Thema Übergewicht führt an der Ernährung kein Weg vorbei. Auch wenn es einfach wäre, überschüssige Pfunde allein auf die Gene oder den inneren Schweinehund zu schieben – unsere Ernährung ist und bleibt der Schlüssel für einen gesunden Umfang. Das lässt sich weder schön- noch wegreden. Der größte Fehler ist die sogenannte westliche Ernährungsweise. Damit ist alles gemeint, was uns dick und krank macht: zu viele schlechte Kohlenhydrate aus Zucker und Weißmehl, zu viel ungünstiges Fett vor allem aus gesättigten Fettsäuren, übertriebener Fleischkonsum (insbesondere von verarbeiteten Fleisch- und Wurstprodukten), Fertiggerichte und Fast Food. Wer sich damit regelmäßig satt isst, hat in der Regel noch ein weiteres Problem: Ihm fehlen gesunde Mikronährstoffe wie Vitamine, Mineralstoffe, Spurenelemente, Ballast- und sekundäre Pflanzenstoffe, die uns gesund und vital halten. Häufig nehmen wir auch zu wenig hochwertiges Eiweiß auf, das gut sättigt und damit Heißhunger verhindert.

Heißhungrig durch schlechte Gewohnheiten

Vor allem Heißhunger bringt uns dazu, gute Vorsätze immer wieder über Bord zu werfen. Normalerweise ist Hunger ein klares Signal dafür, dass der Körper Energie benötigt. Tritt das Verlangen nach Nahrung aber schon kurz nach dem Essen oder zu Zeiten auf, in denen man eigentlich satt sein müsste, sollte man aufmerksam werden. Heißhunger ist eine echte Bedrohung für die Figur. Das gilt vor allem, wenn die Gier nach süßen oder fettigen Speisen plötzlich so stark ist, dass man sich kaum noch beherrschen kann und dann übermäßige Mengen vertilgen muss, um sich einigermaßen satt zu fühlen. Dahinter können Stoffwechselstörungen wie Diabetes Typ 2 oder hormonelle Ungleichgewichte wie eine Überfunktion der Schilddrüse stecken. Auch psychische Belastungen, Essstörungen, Depressionen oder Schlafmangel sind in manchen Fällen die Auslöser für Heißhunger. Oft sind es aber „nur" schlechte Essgewohnheiten. Wer viel Süßigkeiten, Kuchen, Kekse oder andere Weißmehlprodukte zu sich nimmt, ist gefährdet. Denn dadurch schnellt der Blutzuckerspiegel rasant nach oben und fällt danach schnell wieder ab, was hungrig statt satt macht. Auch hastiges Essen nebenbei fördert Heißhunger.

Zu viele Diäten werden zum Hindernis

Jeder neue Versuch weckt auch neue Hoffnung: Wer mit seinem Gewicht zu kämpfen hat, gibt meist nicht einfach auf, wenn mal wieder ein angeblich supereinfaches Bauch-weg-Programm mit starker Kalorienreduktion gescheitert ist. Im Gegenteil, viele Betroffene setzen darauf, dass sie beim nächsten Diätversuch länger dranbleiben, noch weniger essen, disziplinierter vorgehen und sich nicht von Heißhungeranfällen aus der Bahn werfen lassen. „Diesmal wird es bestimmt klappen", heißt es dann. Doch das ist meist ein Irrtum. Schuld daran ist der berüchtigte Jo-Jo-Effekt (siehe Grafik unten), der dafür sorgt, dass kurze Reduktionsdiäten auf

EIN TEUFELSKREIS: DER JO-JO-EFFEKT

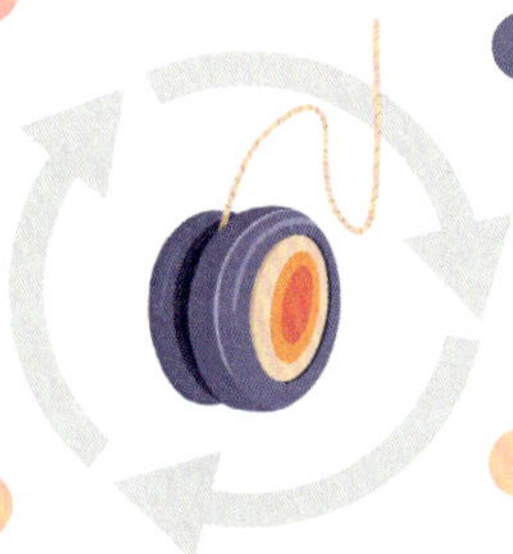

1. Sie möchten abnehmen.
2. Sie essen zu wenig Kalorien.
3. Fett wird abgebaut, Ihr Gewicht sinkt.
4. Der gesamte Organismus schaltet in den Energiesparmodus.
5. Das Abnehmen fällt schwerer.
6. Sie essen noch weniger.
7. Der Körper holt sich Energie aus seinen Reserven.
8. Der Stoffwechsel schaltet in den Sparmodus.
9. Sie verlieren kein Gewicht mehr, fühlen sich schlecht und essen so wie zuvor.
10. Sie nehmen wieder zu.

Dauer eher dicker als dünner machen und so zu echten Hindernissen auf dem Weg zur Wunschfigur werden. Das liegt daran, dass der Körper seinen Grundumsatz senkt, wenn ihm plötzlich deutlich weniger Nahrung zur Verfügung steht. Ist die Crash-Diät dann vorbei, hat sich der Organismus bereits angepasst, sodass das Gewicht wieder steigt, wenn man wieder normal isst. Häufig geht es sogar höher als vorher. Langfristig wird das Abnehmen immer schwerer. Dazu kommt, dass die strengen Abnehmprogramme in der Regel dazu führen, dass man sich nicht mehr ausgewogen, sondern nur noch kalorienarm ernährt und die eigene Gesundheit schädigt.

Falsches Konzept: Wenn das Programm nicht passt

Eine andere Ursache für das Scheitern einer Diät kann auch ein Konzept sein, das einfach nicht zum eigenen Lebensstil und in den eigenen Alltag passt und deshalb von Anfang an zum Scheitern verurteilt ist. Wenn beispielsweise die Familie nur zum Frühstück zusammenkommt, sollte man beim Intervallfasten nicht ausgerechnet diese Mahlzeit ausfallen lassen. Wer nicht auf Nudeln und Brot verzichten kann, sollte besser kein Low-Carb-Programm machen. Eine Kohlsuppen-Diät ist selbstverständlich nichts für diejenigen, die weder Kohl noch Suppe mögen. Und wenn die beste Freundin mit Shakes und Smoothies schlanker geworden ist, heißt das noch lange nicht, dass Ihnen das ebenfalls gelingt. Denken Sie daran: Beim Abnehmen ist nicht das effektiv, was Sie besonders leiden lässt, sondern langfristig nur das, was Ihnen Freude macht und Ihnen leichtfällt.

Emotionales Essen verspricht Gefühlskicks

Essen dient nicht nur dazu, dass wir satt werden. Es stillt auch eine ganze Reihe von emotionalen Bedürfnissen. Wir schmausen zum Beispiel gerne, wenn wir das Verlangen nach einer Pause haben – oder uns einfach nur ein bisschen Abwechslung mit einem schnellen Glückskick wünschen. Einige essen besonders viel – und vor allem Ungesundes –, wenn sie unter Stress stehen; andere greifen zu, wenn sie von Langeweile geplagt werden oder sich einsam fühlen. Doch nicht nur negative Emotionen treiben Menschen zum Kühlschrank. Auch Freude, Erfolge oder das Gefühl, eine Belohnung verdient zu haben, können Esslust außerhalb der regelmäßigen Mahlzeiten auslösen. Kein Wunder, denn das sogenannte emotionale Essen führt erst einmal dazu, dass wir uns besser fühlen. Oftmals entwickelt sich ein regelrechter Jieper nach schneller Energie in Form von Süßigkeiten oder besonders fettigen Lebensmitteln. Das erhoffte Glück stellt sich leider meist nur kurz ein, denn es bleibt dann nicht bei einem tröstenden Stück Schokolade. Stattdessen verlangen Körper und Seele schnell nach mehr, während sich das schlechte Gewissen schon breitmacht. Dann sind Frust und regelrechte Fressanfälle vorprogrammiert.

Bewegungsmangel mit Folgen

Die meisten kennen es aus ihrem eigenen Leben: Wir verbringen immer mehr Zeit am Smartphone, hocken stundenlang vorm PC oder vertreiben uns die Langeweile mit anderen Medien. Dabei gibt es eine Gemeinsamkeit: Fast jede Form von Mediennutzung findet im Sitzen statt. Auch sonst macht es uns die Überflussgesellschaft einfach, mit möglichst wenig Anstrengung durch den Alltag zu kommen. Wir lassen uns Einkäufe liefern oder fahren mit dem Auto zum Supermarkt. Selbst der Weg zur Arbeit fällt häufig weg, wenn stattdessen das Homeoffice lockt. So vergehen Tage oder Wochen beinahe ohne Bewegung. Wird das nicht durch Sport oder ausreichend andere körperliche Aktivitäten ausgeglichen, sind gesundheitliche Probleme auf lange Sicht unvermeidlich. Übergewicht, Herz-Kreislauf-Erkrankungen, Bluthochdruck, Arthrose, Rückenschmerzen und Osteoporose gehören dazu. Auch die Seele leidet unter Bewegungsmangel, Antriebslosigkeit, depressive Verstimmungen und Ängste können sich verstärken.

Stresshormone machen auf Dauer dick

„Wenn ich mal weniger Stress habe, dann fange ich mit dem Abnehmen an." Kennen Sie solche Gedanken von sich selbst? Mit diesen Überlegungen liegen Sie nicht falsch, sollten sie aber trotzdem hinterfragen. Fest steht: Stress kann tatsächlich dick machen. Das ist aber kein Grund, eine Ernährungsumstellung auf komplett stressfreie Zeiten zu verlegen – denn die werden möglicherweise nie kommen. Vielmehr gilt es, den alltäglichen Stress auf ein gesundes Maß zu reduzieren beziehungsweise ihn gezielt abzubauen. Der Grund dafür, dass wir, wenn wir unter Dauerdruck stehen, schneller zunehmen, liegt in den Hormonen: Der Körper schüttet mehr Stresshormone wie Cortisol und Adrenalin aus, wenn wir uns bedroht fühlen. Wir haben dadurch mehr Hunger, vor allem auf Süßes und Fettiges. Eigentlich ein sinnvoller Schachzug, denn dann essen wir mehr und haben entsprechend mehr Energie zur Verfügung, um Gefahren abzuwehren. Dieser Überlebensmechanismus funktioniert gut, wenn der Stress nach kurzer Zeit wieder nachlässt und die Stresshormone abgebaut werden. Dass viele mehr oder weniger den ganzen Tag unter Druck stehen, hat die Evolution nicht vorgesehen – der moderne Lebensstil fordert es aber trotzdem. Kein Wunder, wenn der Büromensch von heute sich ständig hungrig fühlt und auch noch in einen Teufelskreis gerät, denn Stress führt auf Dauer zu Übergewicht und Übergewicht löst dann neuen Stress aus. Vor allem das innere Bauchfett, das sich dann als „Stressbauch" bildet, hat Einfluss auf unsere Sättigungshormone und regt den Appetit an – je mehr man davon hat, desto stärker wird die Lust auf Essen.

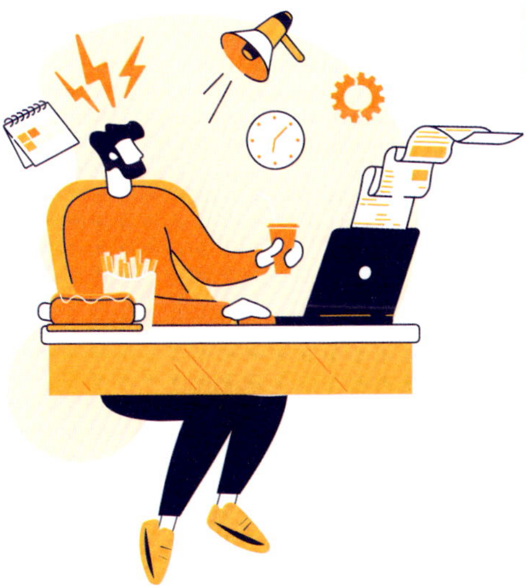

DÜNNE DICKE

Nicht nur Übergewichtige haben mit gesundheitsschädlichem Bauchfett zu kämpfen. Es kann auch ansonsten schlanke Menschen treffen. Dann spricht man von TOFIS (abgekürzt vom englischen „thin outside, fat inside", übersetzt: „außen dünn, innen verfettet"). Dazu gehören Männer und Frauen, die zwar ein normales Gewicht, aber trotzdem einen hohen Anteil an Körperfettgewebe vor allem im Bauchraum haben. Sie sitzen meist viel am Schreibtisch, ernähren sich ungesund, bewegen sich wenig und haben kaum Muskeln. Ihre Arme und Beine sind vergleichsweise dünn. Indizien können neben den sichtbaren Anzeichen auch erhöhte Blutfettwerte oder eine Insulinresistenz sein.

Die Gene sind nur selten verantwortlich

Doch nicht nur falsche Ernährung und zu wenig Bewegung führen zu Übergewicht. Es gibt auch noch andere Faktoren, die Einfluss auf die Neigung zu Fetteinlagerungen haben. So spielt zum Beispiel bei manchen die genetische Veranlagung eine Rolle, denn es gibt Gene, die das Hunger- und Sättigungsgefühl oder die Nahrungsverwertung

RISIKOFAKTOR BAUCHFETT

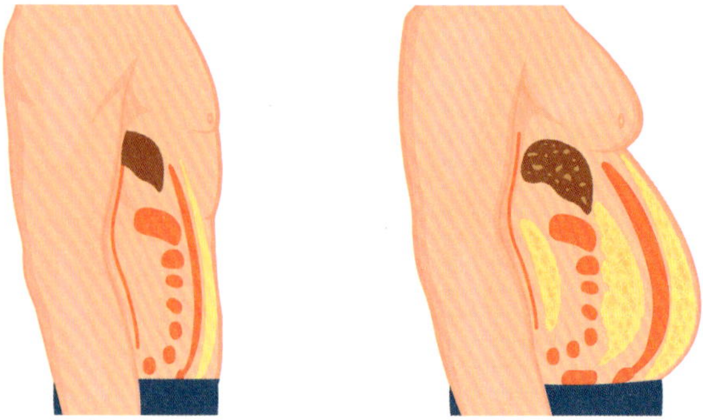

Überschüssiges Fett im Bauch ist besonders gefährlich, denn es entwickelt sich im Laufe der Zeit zu einem eigenständigen Organ, das den ganzen Organismus schädigen kann. Das betrifft nicht nur Übergewichtige, auch schlanke Menschen sind gefährdet, insbesondere Männer mit einer sogenannten Apfelfigur. Das heißt: ein runder Bauch bei vergleichsweise dünnen Beinen.
Bei Frauen, die sonst eher zur Birnenform neigen (überschüssiges Fett an Po und Oberschenkeln), tritt es häufig in der Menopause und danach auf. Dieses viszerale Fett ist ein Gesundheitsrisiko, denn es produziert Hormone und Botenstoffe, die beinahe alle chronischen Erkrankungen verursachen oder verstärken können. Das reicht von einer Insulinresistenz über Bluthochdruck und Herz-Kreislauf-Erkrankungen bis zu Demenz (siehe Seite 17). Zudem kann viszerales Fett Auslöser für eine Fettleber sein, die schlimmstenfalls zu einer Entzündung, Vernarbung und zum Funktionsverlust des Organs führt. Auf der Grafik oben sehen Sie, wie sich viszerales Fett (vom lateinischen „viscera" für „Eingeweide") entwickelt. Links ist die Körpermitte noch schlank. Unter der Haut erkennt man eine schmale Schicht mit vergleichsweise harmlosem sogenanntem subkutanem Fett (gelb). Dahinter befindet sich die Bauchmuskulatur (rot). Im nächsten Stadium hat sich im Bauch viszerales Fett gebildet, das um die Organe herum sichtbar wird. Die Fettzellen werden mit der Zeit immer größer und umschließen die Organe zunehmend (rechts).

beeinflussen. Diese Gene sind allerdings nur in etwa fünf Prozent für starkes Übergewicht verantwortlich. Auch die Schlafqualität und psychische Belastungen, bei denen die Betroffenen sich in depressiven oder ängstlichen Phasen mit Essen trösten, gelten als Einflussfaktoren. Und nicht zuletzt können bestimmte Medikamente (etwa Mittel gegen Diabetes oder Depressionen und Cortisonpräparate) sowie hormonelle Störungen (zum Beispiel eine unbehandelte Schilddrüsenunterfunktion) das Risiko für Adipositas erhöhen.

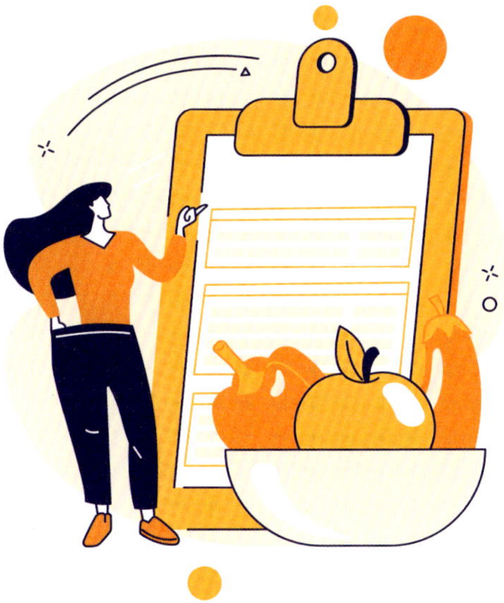

Nicht von heute auf morgen abnehmen

Trotz allem ist es natürlich möglich, ein gesundes Gewicht zu erreichen und bestenfalls ein Leben lang zu halten. Vielleicht haben Sie in unseren Visite-Sendungen bereits Menschen gesehen, denen das gelungen ist. Oder Sie kennen andere aus Ihrem Bekannten- und Freundeskreis. Fast alle haben wahrscheinlich eines gemeinsam: Sie haben nicht über Nacht und auch nicht von heute auf morgen 10, 15, 20 oder mehr Kilos verloren, sondern mit viel Geduld und Zuversicht über einen längeren Zeitraum. Sie haben dabei Gewohnheiten verändert, sich von Rückschlägen nicht aufhalten lassen und sich Schritt für Schritt einen gesunden Lebensstil angeeignet. Dazu gehört eine ausgewogene Ernährung, die satt und gesund macht, ausreichend Bewegung, gezielter Stressabbau, guter Schlaf und eine gehörige Portion Motivation. Wie Sie das erreichen, erfahren Sie in diesem Buch. Sie lernen die Grundregeln für eine gesunde Ernährung und die besten Lebensmittel für eine schlanke Figur kennen. Dazu gibt es viele Tipps und Tricks sowie alltagstaugliche Rezepte, mit denen Sie Ihr neues Wissen sofort in die Tat umsetzen können. Sie finden Antworten auf die wichtigsten Fragen, Anregungen für mehr Bewegung, mehr Entspannung, erholsamen Schlaf und – nicht zuletzt – für mehr Leichtigkeit und Zufriedenheit am Leben.

Von Arthrose bis Demenz: Übergewicht und seine Folgen

Zu viele Pfunde auf der Waage können zahlreiche Erkrankungen auslösen oder verstärken. Vor allem das Herz, der Stoffwechsel und die Gelenke sind gefährdet. Mit jedem zusätzlichen Kilo steigt das Risiko – und oft spielt das Bauchfett dabei eine Rolle.

Wer unter Übergewicht im medizinischen Sinn leidet, hat eine geringere Lebenserwartung, häufiger gesundheitliche Probleme und ein erhöhtes Risiko für verschiedene chronische Krankheiten. Die Statistik zeigt: Von 60-jährigen Frauen mit Adipositas sind nur noch zehn Prozent in Sachen Stoffwechsel gesund, bei gleichaltrigen Männern sind es sogar nur fünf. Weit verbreitet ist vor allem die „Zuckerkrankheit" Diabetes Typ 2, die unter anderem zu Herz-Kreislauf-, Nieren-, Nerven- und Augenkrankheiten führen kann. Die koronare Herzkrankheit, Bluthochdruck, Vorhofflimmern, Infarkte und Schlaganfälle treten bei Übergewichtigen ebenfalls häufiger auf. Weil überschüssige Kilos die Gelenke belasten, kommt es bei ihnen auch schneller zu Arthrose. Da der schmerzhafte Gelenkverschleiß die Folge von entzündlichen Prozessen ist, wird er durch viszerales Fett noch gefördert. Solche Entzündungen können auch die Leber (Fettleber) sowie die Lunge treffen und die Wahrscheinlichkeit für die Lungenkrankheit COPD erhöhen. Darüber hinaus hat sich gezeigt, dass Infektionskrankheiten bei Menschen mit starkem Übergewicht und zu viel Bauchfett schwerer ausfallen. Männer können zudem unfruchtbar werden und Frauen vermehrt unter dem PCO-Syndrom leiden. Im Alter, wenn die Gefahr einer Demenz steigt, birgt ein Zuviel an Bauchfett weitere Risiken: Studien haben gezeigt, dass Entzündungsbotenstoffe, die im Bauchfett produziert werden, die Denkleistung beeinträchtigen können. Bei Frauen mit zu großem Bauchumfang kommt hinzu, dass in den Wechseljahren die Gefahr, an Brustkrebs zu erkranken, steigt. Einen Überblick über mögliche Folgeerkrankungen bei Adipositas gibt die Grafik rechts.

POTENZIELLE FOLGEERKRANKUNGEN VON ADIPOSITAS

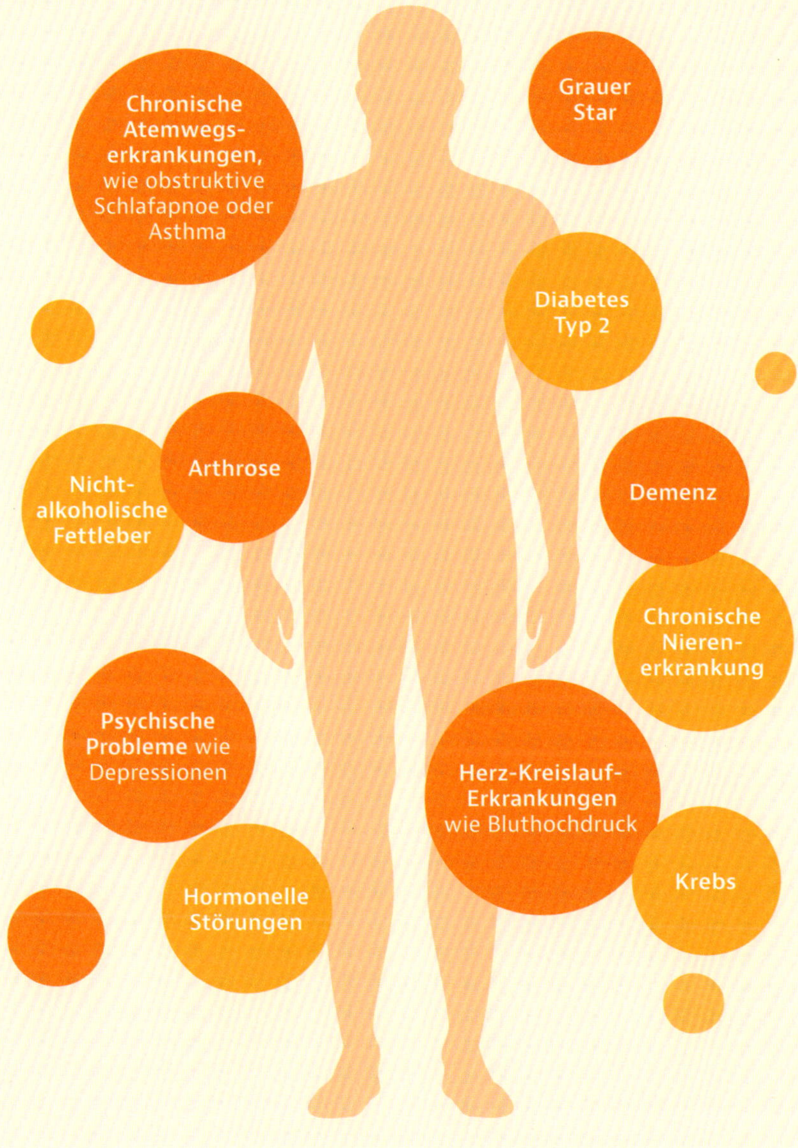

Auf einen Blick: Wichtiges auf den Punkt gebracht

Was Übergewicht ist

Von Übergewicht spricht man, wenn das Gewicht im Verhältnis zur Körpergröße zu hoch ist. Als Kriterium dafür gilt immer noch der Body-Mass-Index (siehe Seite 26), dem zufolge man mit einem Wert von 25 und mehr zu dick ist. Als gesundheitlich bedenklich gilt Fettleibigkeit (Adipositas), die die Weltgesundheitsorganisation (WHO) als chronische Krankheit einstuft.

Wie es entsteht

Zunächst einmal ganz einfach: Der Körper bekommt mehr Energie in Form von Lebensmitteln, als er verbraucht. Dadurch entsteht ein Überschuss, der als Fett gespeichert wird. Neben zu großen Mengen an kalorien-, kohlenhydrat- und zuckerreichem Essen haben auch Bewegungsmangel und andere Faktoren (Gene, Lebensstil) einen Einfluss darauf.

Warum Bauchfett besonders gefährlich ist

Viszerales Fett ist besonders problematisch, weil es große gesundheitliche Risiken birgt. Bauchfett liegt – anders als überschüssiges Fett an den Armen oder Beinen – nicht nur unter der Haut, sondern im Bauchraum rund um die inneren Organe herum. Es ist stoffwechselaktiv und sendet schädliche Botenstoffe in den ganzen Körper.

Wer ist vor allem betroffen

Im Durchschnitt sind mehr Männer als Frauen betroffen, die Unterschiede sind aber nicht besonders groß. Ab dem mittleren Erwachsenenalter nimmt die Neigung zu Übergewicht zu. Das Risiko steigt mit dem Älterwerden weiter. Menschen mit niedriger Bildung sind laut Statistik doppelt so oft zu dick wie gebildete. Das gilt insbesondere für Frauen.

Welche Folgen Übergewicht hat
Das können gesundheitliche, psychische und soziale Folgen sein. Medizinisch gehören Herz-, Stoffwechsel-, Gelenk- und Krebserkrankungen dazu. Bei starkem Übergewicht ist die Lebenserwartung verkürzt. Die Betroffenen leiden häufiger unter Depressionen, Angststörungen, Selbstzweifeln und Einsamkeit.

Welche Ernährung wirklich hilft
Vor allem eine frische, überwiegend pflanzliche, ballaststoff- und proteinreiche Ernährung mit Gemüse, Hülsenfrüchten, Vollkornprodukten und magerem Eiweiß unterstützt das Abnehmen. Gesunde Fette aus hochwertigen Pflanzenölen, Nüssen und Samen machen gut satt. Ausreichend Flüssigkeit in Form von Wasser oder ungesüßten Tees füllen den Magen und halten den Stoffwechsel in Schwung.

Warum man es schwer loswird
Das liegt vor allem an übertriebenen Diäten. Unser Körper ist darauf angelegt, zu viel Energie in Form von Fett zu speichern. Nimmt man einmal ab, will er das alte Gewicht wieder erreichen, indem er das Hungergefühl verstärkt und den Grundumsatz senkt. Das natürliche Sättigungsgefühl geht verloren. Auch die Gene, Erkrankungen und Umweltfaktoren spielen eine Rolle.

Wie wichtig Bewegung ist
Um Übergewicht abzubauen, ist eine Ernährungsumstellung das A und O. Doch alle körperlichen Aktivitäten halten gesund und helfen nachhaltig, da sie den Kalorienverbrauch erhöhen, den Muskelaufbau fördern und Fett reduzieren. Die Weltgesundheitsorganisation (WHO) empfiehlt 150 bis 300 Minuten moderates oder 75 bis 150 Minuten intensives Training pro Woche.

Was chronischer Stress bedeutet
Wer ständig unter Druck steht, hat häufig einen erhöhten Spiegel an Stresshormonen, die vor allem das Verlangen nach Süßem, Salzigem und Fettigem fördern. Das hormonelle Gleichgewicht wird dadurch gestört, wir fühlen uns schneller hungrig und neigen zu Heißhungerattacken. Stress begünstigt auch schädliches Bauchfett. Gesunde Routinen fallen den meisten bei Dauerstress schwerer.

Was hat der Darm mit dem Abnehmen zu tun?

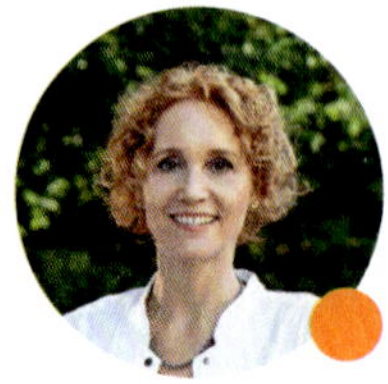

Eine ganze Menge, sagt Ernährungs-Doc Viola Andresen. Im Interview erklärt die renommierte Fachärztin für Innere Medizin die Hintergründe und verrät, was jeder für eine schlank machende Zusammensetzung seiner Darmbakterien tun kann.

Bei Ernährungsfragen ist immer wieder vom Darmmikrobiom die Rede. Was ist damit gemeint?

Es handelt sich dabei um die Gesamtheit aller Mikroben, die – vom Magen bis zum Enddarm – in unserem Darm leben. Dazu gehören Viren, Bakterien und Pilze. Unzählige Kleinstlebewesen bilden eine komplexe Gemeinschaft. Sage und schreibe hundert Billionen Bakterienzellen machen den größten Teil davon aus. Die Zusammensetzung des Darmmikrobioms hat einen großen Einfluss auf unsere Gesundheit, unser Wohlbefinden und unser Gewicht.

Welche Rolle spielt es beim Thema Übergewicht?

Wer abnehmen möchte und die Kalorien reduziert, vergisst häufig, dass es damit allein nicht getan ist. Denn die Vielfalt aller Bakterien beeinflusst ebenfalls das Gewicht. Ob wir es halten, zu- oder abnehmen, entscheidet sich auch im Darm. Das ist bisher wenig bekannt, Forschungen konnten es zwar noch nicht umfassend belegen, doch der Zusammenhang ist sehr wahrscheinlich. Einiges ist bereits bestätigt.

Was hat sich dabei gezeigt?

Als bahnbrechend gilt ein Experiment der Washington University in St. Louis. Dafür entnahmen Forschende Zwillingsschwestern (die eine normal-, die andere übergewichtig) Stuhlproben, die sie dann Mäusen verabreichten. Die keimfrei aufgezogenen Tiere veränderten sich innerhalb von ein paar Tagen. Diejenigen, die die Stuhlproben der übergewichtigen Frau bekommen hatten, wurden dicker, die anderen blieben schlank. Die Bakterienarten unterschieden sich und ließen den Schluss zu, dass es spezielle Mikroben gibt, die schlank machen.

Welche sind das?

Daran wird noch geforscht. Sicher ist aber, dass Menschen mit starkem Übergewicht besonders viele Bakterien des Stammes „Firmicutes“ und schlanke eher vom Stamm „Bacteroides“ haben. Firmicutes sorgen dafür, dass der Körper mehr Energie aus der Nahrung ziehen kann und man deshalb leichter zunimmt, wohingegen die Besitzer der Bacteroides-Bakterien ein Gros der Kalorien ungenutzt ausscheiden und daher weniger Fett ansetzen. Zudem gilt als wissenschaftlich erwiesen, dass schlankere Menschen ein vielfältigeres Mikrobiom haben.

Was kann jeder dafür tun?

Zunächst einmal: sich ausgewogen ernähren. Das ist das A und O, wenn es um einen gesunden, schlank machenden Darm geht. Also ballaststoffreich mit viel frischem Gemüse, zuckerarmem Obst, hochwertigem Fett, Getreidevollkornprodukten, nur wenig verarbeitetem Fleisch und ausreichend Flüssigkeit in Form von Wasser oder ungesüßten (Kräuter-)Tees. Wenn man sich so ernährt, hält sich das Mikrobiom normalerweise selbst in der Balance. Dieses Essverhalten sollte man mit viel Bewegung, ausreichend Schlaf, regelmäßigen Ruhepausen und gutem Stressmanagement ergänzen.

Wie wirken Ballaststoffe auf die schlanke Linie?

Die sind ungemein wichtig. Die unverdaulichen Nahrungsfasern aus pflanzlichen Lebensmitteln unterstützen den Darm bei der Arbeit, regen das Wachstum nützlicher Bakterien an und stärken das Immunsystem. Da sie dafür sorgen, dass wir uns lange satt fühlen, fördern sie auch das Abnehmen. Die meisten essen leider zu wenig Ballaststoffe. Es sollten mindestens 30 Gramm täglich sein – idealerweise sogar 40. Das muss man nicht ständig nachzählen. Es genügt, wenn man viel Vollkorngetreide, Gemüse (zum Beispiel Möhren, Brokkoli, Weißkohl, Paprikaschoten, Spinat), Obst (Äpfel, Beeren, Orangen) und Hülsenfrüchte isst. Auch Nüsse und Samen sind Top-Lieferanten.

Das verträgt aber nicht jeder?

Stimmt, man sollte seinen Darm nicht von heute auf morgen überfordern. Aber man kann sich gut daran gewöhnen, indem man die Mengen langsam steigert, sodass sich das Mikrobiom in seiner Zusammensetzung anpassen kann. Weil Ballaststoffe im Darm aufquellen und Bauchgrummeln verursachen können, ist es wichtig, ausreichend zu trinken. Auch intensives Kauen und viel Bewegung kann bei anfänglichen Verdauungsbeschwerden helfen.

Kann man noch mehr tun?

Wer seinem Darm noch mehr Gutes tun will, kann das Mikrobiom gezielt „füttern", damit sich die nützlichen Bakterien vermehren. Hier kommen die sogenannten Prä- und Probiotika ins Spiel. Probiotika sind lebensfähige, kleine Organismen, die dazu beitragen, dass sich die erwünschten Bakterien vemehren und ungünstige sowie pathogene Keime absterben. Sie finden sich in fermentierten Lebensmitteln wie Joghurt, Kefir, Buttermilch, Kimchi oder Sauerkraut. Als Präbiotika bezeichnet man nicht verdaubare Faserstoffe, die den „guten" Darmmikroben als Futter dienen. Sie stecken zum Beispiel in Zwiebeln, Knoblauch, Chicorée, Pastinaken und Topinambur, aber auch in Hülsenfrüchten, Hafer und Hirse.

Eine besondere Rolle spielt die resistente Stärke. Was ist das?

Dabei handelt es sich um einen speziellen Ballaststoff, der unter anderem dann entsteht, wenn kohlenhydrathaltige Lebensmittel wie Nudeln, Reis und Kartoffeln erst gekocht und danach 12 bis 24 Stunden abgekühlt werden. Beim Abkühlen verändert ein Teil der enthaltenen Stärke ihre chemische Struktur, sodass sie unverdaut in den Dickdarm gelangt und dort den Darmbakterien als wertvolles Futter dienen kann.

Was passiert dabei im Darm?

Milchsäurebakterien bauen die Stärke ab. Dabei entstehen sogenannte kurzkettige Fettsäuren wie Butyrat, die viele positive Effekte auf die Gesundheit haben. Sie liefern Energie für die Darmschleimhaut, schützen vor Entzündungen und halten möglicherweise auch den Blutzuckerspiegel und die Blutfettwerte stabil.

Hilft das auch beim Abnehmen?

Eine neuere Studie deutet zumindest darauf hin. Demnach könnte resistente Stärke als Nahrungsergänzungsmittel das Abnehmen fördern. Übergewichtige Probanden konnten innerhalb von acht Wochen durchschnittlich 2,8 Kilo loswerden und ihre Insulinresistenz verbessern. Da an der Studie nur wenige Menschen teilnahmen, muss hier noch weiter geforscht werden.

Gibt es noch andere Darmschmeichler?

Gesichert ist inzwischen die Erkenntnis, dass die mehrfach ungesättigten Omega-3-Fettsäuren nicht nur antientzündlich wirken, sondern auch ein vielfältiges Mikrobiom fördern. Zudem können sie die Darmbarriere stärken und Einfluss auf die Darm-Hirn-Achse nehmen. Auch Bitterstoffe sind echte Mikrobiom-Booster. Sie stecken in Radicchio, Chicorée,

Endivie und Rosenkohl sowie in vielen Kräutern. Sie tragen zu einem gesunden Gleichgewicht der Mikroorganismen im Darm bei.

Was mag der Darm nicht?

Das sind vor allem die Dinge, die auch sonst ungesund sind. Also Zucker, Alkohol, Weißmehlprodukte, schlechte Fette, Fast Food, hochverarbeitete Lebensmittel und Wurstwaren und Fertiggerichte mit vielen künstlichen Zusatzstoffen. Auch jede Form von Zuviel kann den Darm überfordern; er mag Pausen (zum Beispiel beim Intervallfasten) – und kleine Portionen.

Was ist mit Medikamenten?

Manche Medizin hilft zwar auf anderen Gebiet, kann aber die Balance im Mikrobiom empfindlich stören. So töten Antibiotika zum Beispiel zwar schädliche Bakterien ab, zerstören dabei aber auch nützliche. Das Mikrobiom braucht oft mehrere Monate, um sich von einem solchen Angriff zu erholen. Bei manchen Menschen verursachen auch Schmerzmittel Magen-Darm-Beschwerden, vor allem wenn man sie hoch dosiert in großen Mengen einnimmt. Wer diese Mittel auf eigene Faust verwendet, sollte das nur kurz tun und wenig nehmen. Längere Behandlungen sollten unbedingt in ärztlicher Absprache erfolgen.

Wie sieht es mit Abführmitteln aus?

Abführmittel sorgen unter anderem dafür, dass der Darm sich schnell entleert. Da bleibt weniger Zeit, um die Nahrung zu verwerten. Die Folge: Die Zusammensetzung des Mikrobioms verändert sich und die Artenvielfalt der Bakterien kann verloren gehen. Wenn sich dann unerwünschte Bakterien vermehren, fördern sie Entzündungen und Übergewicht.

Sollte man sein Mikrobiom mal im Labor checken lassen?

Nein, nach dem aktuellen Stand der Forschung nicht. Dabei lässt sich zwar einiges messen, aber niemand kann genau sagen, was normal oder was eventuell schlecht ist. Jeder Mensch hat ein ganz eigenes Mikrobiom. Derzeit ist von solchen Tests abzuraten, weil sie keine Konsequenz haben und eher in die Irre führen, als wirklich zu helfen. Es lohnt sich viel mehr, einfach gesund zu essen. Wer das tut und ansonsten nicht krank ist, braucht solche teuren Analysen nicht.

***Dr. med. Viola Andresen** gehört zu den NDR-Ernährungs-Docs. Sie ist Fachärztin für Innere Medizin, leitet das Bauchzentrum am Medizinicum Hamburg und engagiert sich in nationalen und internationalen Fachgesellschaften.*

7 Mythen im Check:
Was stimmt und was nicht?

Über die richtigen Mengen, gesunde Ernährung und erfolgreiches Abnehmen kursieren viele Mythen. Lesen Sie hier, an welchen etwas dran ist, welche Sie getrost vergessen können und bei welchen man etwas genauer hinsehen sollte.

Abführmittel machen schlank

Das ist so nicht richtig. Abführmittel entziehen dem Körper nur Wasser, kein überschüssiges Fett. Man kann mit ihnen auch nicht die Verdauung beschleunigen, um weniger Kalorien aufzunehmen. Die Wirkung entfaltet sich überwiegend im Dickdarm, während die Nährstoffe im Dünndarm aufgenommen werden. Zu viel kann zu Elektrolytstörungen, Herzrhythmusstörungen und langfristigen Verdauungsproblemen führen. Außerdem können die Mittel abhängig machen.

Ohne Frühstück wird man schneller schlank

Das gilt nicht immer. Zwar kann man Kalorien sparen und essfreie Zeitspannen verlängern, wenn man morgens nichts isst. Doch häufig nimmt man dann im Laufe des Tages mehr zu sich oder fühlt sich so schlapp, dass Heißhunger leichtes Spiel hat.

Lightprodukte sind gesunde Abnehmhelfer

Das ist naheliegend, aber falsch. Mit manchen Lightprodukten kann man zwar Fett und Kalorien reduzieren, gesund sind sie aber trotzdem nicht. Süßstoffe treiben den Insulinspiegel nach oben, machen heißhungrig und stehen im Verdacht, das Mikrobiom im Darm zu schädigen.

Zu wenig essen macht dick

Dieser Mythos stimmt, auch wenn er sich erst einmal merkwürdig anhört: Wer zu wenig isst, treibt den Körper in ein Kaloriendefizit, auf das er mit einer Senkung des Grundumsatzes, mit dem Abbau der Muskeln und kurzfristigem Gewichtsverlust reagiert. Die verlorenen Pfunde kehren zurück, wenn man wieder mehr isst (Jo-Jo-Effekt).

Wer nicht mehr raucht, nimmt zu

Das ist oftmals leider richtig. Der Stoffwechsel und das Hungergefühl verändern sich am Anfang einer Rauchentwöhnung, aber ansonsten überwiegen die Vorteile. Aus gesundheitlicher Sicht gibt es keinen Grund, am Glimmstängel festzuhalten. Im Gegenteil! Wer nicht zunehmen will, kann sich den Übergang mit appetithemmenden Medikamenten oder Nikotinpflastern erleichtern.

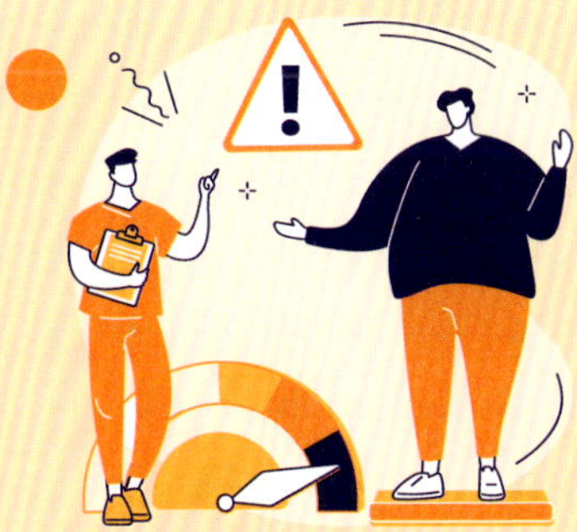

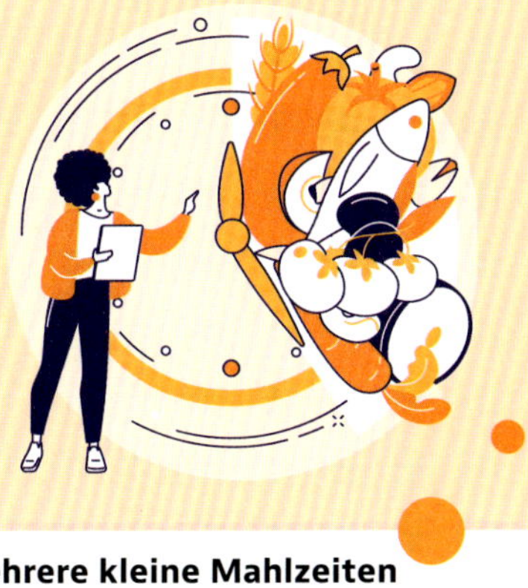

Mehrere kleine Mahlzeiten sind besser als wenige große

Das kommt darauf an, wie viel und was man isst. Wissenschaftliche Studien sind zu unterschiedlichen Ergebnisse gekommen. Wer mit kleinen gesunden Mahlzeiten gut klarkommt, macht nichts falsch, solange er nicht dauernd Süßes snackt. Wer lieber große Portionen isst, kann sein Gewicht mit weniger Mahlzeiten meist besser halten.

In der Sauna kann man Fett ausschwitzen

Das funktioniert leider nicht. Saunabesuche sind zwar gesund, machen aber nicht schlank. Wer nach dem Schwitzen weniger wiegt als zuvor, hat kein Fett verbrannt, sondern nur Wasser verloren. Um den Flüssigkeitsverlust auszugleichen, hat man nach der Sauna häufig besonders großen Appetit.

Was wirklich zählt:
So beurteilen Sie Ihr Gewicht

Größe, Bauchumfang, Anzahl der Kilos – bloße Zahlen sind nicht alles. Erfahren Sie hier, wie Sie Ihre Figur einordnen und kontrollieren können, ohne sich verrückt zu machen. Dafür sollten Sie Vor- und Nachteile der einzelnen Methoden kennen.

Der Blick auf die Waage kann ziemlich frustrierend sein. Da hat man sich angestrengt, gesund gegessen, sich endlich mehr bewegt und sogar die Muskeln trainiert – doch die Waage zeigt keinerlei Erfolge. Frust ist dann vorprogrammiert. Dabei ist allein der Blick auf die Waage längst kein Grund aufzugeben. Muskeltraining kann zum Bespiel wirklich dafür sorgen, dass das Gewicht kurzfristig steigt, bevor es langfristig heruntergeht. Wenn Sie herausfinden möchten, ob Sie ein gesundes Gewicht und einen nicht zu großen Bauchumfang haben, ergibt erst das Zusammenspiel von verschiedenen Messungen ein realistisches Bild.

BMI – mit Schwachstellen

Relevant ist vor allem der Body-Mass-Index (BMI). Obwohl die Formel Schwächen hat, wird sie nach wie vor weltweit genutzt, um Übergewicht und die verschiedenen Stufen von Adipositas zu definieren. Gerechnet wird folgendermaßen: Teilen Sie Ihr Körpergewicht in Kilogramm durch Ihre Körpergröße in Metern zum Quadrat. Ein Beispiel: Sie sind 1,80 Meter groß und wiegen 80 Kilogramm. Dann rechnen Sie folgendermaßen:

$$\text{BMI} = \frac{80\ \text{kg}}{1{,}80\ \text{m} \times 1{,}80\ \text{m}} = 24{,}7$$

Wenn das Ergebnis zwischen 18,5 und 25 liegt,ist bei Ihnen alles im grünen Bereich. Bei Werten zwischen 25 und 30 spricht man von Übergewicht, ab 30 von Adipositas, also gesundheitlich bedenklichem Übergewicht. Allerdings berücksichtigt der Body-Mass-Index weder die Fett- noch die Muskelverteilung und ist deshalb nicht in jeder Hinsicht aussagekräftig. Wer eine gut trainierte Muskulatur hat, gerät schnell in den Bereich des Übergewichts. Hat hingegen jemand kaum Muckis und viel schädliches Bauchfett, gilt der BMI als gesund, obwohl er es nicht ist. Trotzdem sollten Sie Ihren BMI kennen. Für alle, die nicht lange rechnen möchten, hilft zur groben Orientierung der sogenannte Borca-Index. Dafür ziehen Sie von Ihrer Körpergröße in Zentimetern 100 ab und landen so bei Ihrem Normalgewicht. Dabei bleibt die Muskel- und Fettverteilung jedoch ebenfalls außen vor. Und die Methode funktioniert nur bei Erwachsenen mittlerer Größe.

Zu viel Fett am Bauch?

Um Ihren Anteil an Bauchfett zu beurteilen, brauchen Sie keine Waage, sondern ein Zentimetermaß: Messen Sie Ihren Umfang mittig zwischen der untersten Rippe und der Oberkante des Hüftknochens ungefähr in Bauchnabelhöhe. Am besten greifen Sie nüchtern vor dem Frühstück zum Maßband. Ein gesundes Ergebnis sollte bei Frauen 80, bei Männern 94 Zentimeter nicht überschreiten. Medizinisch bedenklich wird es bei Frauen ab 88, bei Männern ab 102 Zentimetern. Das bedeutet Alarmstufe rot: Denn je größer der Bauchumfang, desto größer ist auch das Risiko für Folgeerkrankungen. Einen Hinweis auf die Fettverteilung liefert das Taille-Hüft-Verhältnis (Waist-to-Hip-Ratio). Dafür messen Sie neben dem Bauch- auch den Hüftumfang und teilen den Taillenumfang durch den der Hüfte. Ab einem Wert von 0,85 bei Frauen und 1,0 bei Männern sitzt zu viel Fett am Bauch.

Von Hautfalten bis Blutdruck

Neben diesen gängigen Methoden, die jeder selbst vornehmen kann, gibt es auch andere Wege, um das Gewicht zu beurteilen. So können Ärztin oder Arzt zum Beispiel die Dicke der Hautfalten professionell messen, um den Körperfettanteil zu bestimmen. Bei dieser sogenannten bioelektrischen Impedanzanalyse (BIA) wird schwacher Strom von einer Körperfettwaage durch den Körper geleitet, um den Wasser-, Fett- und Muskelanteil zu bestimmen. Bei Erkrankungen sind die Ergebnisse allerdings ungenau. Auch bei Gesunden sind die Werte nicht immer exakt; sie reichen aber, um zum Beispiel im Zuge einer Ernährungsumstellung Veränderungen festzustellen. Oft gehören Körperfettwaagen auch in Fitness-Studios zum Angebot – die Auswertung sollten aber am besten Fachkräfte übernehmen.
Sehr genau, aber teuer lässt sich die Körperzusammensetzung per Magnetresonanztomografie (MRT), mit niedrig dosierten Röntgenstrahlen oder mit einer Luftverdrängungsplethysmografie in einigen Arztpraxen bestimmen, die auf Adipositas spezialisiert sind.

Warum nehme ich nicht ab?
Hinterfragen Sie Ihre Gewohnheiten

Warum verliere ich kein Gewicht, obwohl ich doch gar nicht so viel esse? Häufig stecken schlechte Gewohnheiten dahinter, wenn sich auf der Waage einfach nichts tut. Finden Sie mit diesem Selbsttest heraus, wo Sie ansetzen können.

Kontrollieren Sie Ihr Essverhalten?

Ja, ich plane jede Mahlzeit und habe alles im Blick ... **3**
Nicht regelmäßig, aber manchmal gelingt mir das ... **2**
Nein, ich esse spontan nach Lust und Laune ... **1**

Haben Sie sehr hohe Ziele?

Ja, ich will unbedingt in wenig Zeit viel Gewicht loswerden ... **1**
Ich neige zum Übertreiben, weiß aber, dass mir das schadet ... **2**
Ich sehe das realistisch, zwei Kilo im Monat sind okay ... **3**

Gelingt es Ihnen, Süßes zu reduzieren?

Nein, ich kann es nicht lassen, habe immer Süßes im Haus ... **1**
Wenn etwas da ist, greife ich zu, kaufe mir aber wenig ... **2**
Ich esse Süßes nur in Ausnahmefällen oder zum Nachtisch ... **3**

Essen Sie in Ruhe und ohne Ablenkung?

Ja, darauf achte ich so gut wie immer ... **3**
Ich versuche das, schaffe es aber nur manchmal ... **2**
Nein, ich mache dabei meist noch etwas anderes ... **1**

Trösten Sie sich bei Frust oder Langeweile mit Essen?

Ja, das kommt bei mir oft vor ... **1**
Hin und wieder passiert mir das ... **2**
Das kenne ich eigentlich nicht ... **3**

Hören Sie auf, wenn Sie satt sind?

Das fällt mir oft schwer ... **2**
Nein, ich esse, bis alles weg ist ... **1**
Klar, meine Reste kann ich ja verwahren ... **3**

Essen Sie große Mengen?

Ja, wenn es mir schmeckt **1**
Mal so, mal so **2**
Ich esse nicht viel auf einmal **3**

Wie ist Ihr Esstempo?

Ich bin ein Schlinger **1**
Ich kann auch langsam essen **2**
Ich bin oft der Letzte am Tisch **3**

Kennen Sie Essanfälle?

Oh ja, leider zu oft **1**
Die habe ich nur selten **2**
Die kenne ich kaum **3**

Haben Sie schon oft Diät gemacht?

Gefühlt ständig **1**
Ein paar Mal, eher halbherzig **2**
Nein, noch nie **3**

AUSWERTUNG:

26 und mehr Punkte

Glückwunsch! Offensichtlich machen Sie so gut wie keine grundlegenden Verhaltensfehler, sondern wählen nur die falschen Lebensmittel beziehungsweise essen zu viel davon. Mit einer nachhaltigen Ernährungsumstellung dürften Sie auf Dauer erfolgreich sein, wenn Sie durchhalten. Warten Sie nicht länger, legen Sie sofort los. Ihre Chancen auf Erfolg stehen gut.

16 bis 25 Punkte

Ihr Ergebnis liegt im Durchschnitt. Mit diesem Test können Sie einigen ungünstigen Gewohnheiten, die sich bei Ihnen eingeschlichen haben, auf die Spur kommen und gezielt daran arbeiten. Schließlich lässt sich jede Gewohnheit verändern. Was Sie einmal geschafft haben, sollten Sie unbedingt beibehalten, denn sonst fallen Sie leicht wieder in alte Muster zurück.

Weniger als 16 Punkte

Für Sie wird es bestimmt nicht leicht, Ihre Ernährung umzustellen, denn es liegt einiges im Argen. Viele Ihrer Verhaltensweisen führen dazu, dass das Gewicht stagniert oder sogar weiter steigt. Machen Sie Schluss mit Crash-Diäten. Denken Sie daran, dass es auf Dauer nur hilft, wenn Sie sich bewusst ernähren, regelmäßig bewegen und ungünstige Gewohnheiten ändern. Sie glauben, Sie schaffen das nicht allein? Dann lassen Sie sich in Ihrer Hausarztpraxis beraten.

Clevere Tipps und Tricks: So fällt das Abnehmen leichter

Gewusst, wie! Es gibt eine ganze Reihe von alltagstauglichen Tipps, mit denen Sie sich das Leben und das Abnehmen leichter machen können. Wie wäre es mit längeren Esspausen, Zitronenwasser vor dem Stück Kuchen oder Tagebuchschreiben?

Nicht dauernd essen

„Ran an den Speck" macht sich unser Körper erst, wenn wir ihm Pausen gönnen und mindestens vier bis fünf Stunden nicht futtern. Vor allem die Bauchspeicheldrüse freut sich, wenn sie nicht im Dauerbetrieb Insulin produzieren und ausschütten muss. Lassen Sie daher zunächst die Snacks zwischendurch weg und versuchen Sie, die Pausen zwischen den Mahlzeiten Stunde für Stunde zu verlängern. Wenn Sie damit gut klarkommen, können Sie als nächstes Ziel eventuell Intervallfasten ins Auge fassen. Für die meisten funktioniert das am besten mit der sogenannten 16:8-Methode. Dabei essen Sie tagsüber innerhalb von acht Stunden zwei oder drei gesunde, sättigende Mahlzeiten, dann nehmen Sie (meist über Nacht) 16 Stunden nichts zu sich. Und wenn Sie die lange Zeit ohne Essen doch mal nicht durchhalten können, weichen Sie auf gesunde Snacks aus: Rohkost-Sticks, 1 hart gekochtes Ei oder 1 Becher Hüttenkäse oder Magerquark.

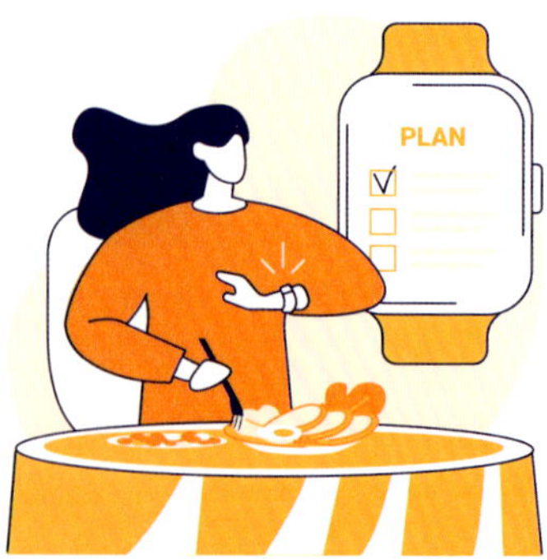

Blutzuckerspitzen austricksen

Vielen fällt es schwer, die „schlechten" Kohlenhydrate (Süßes, Nudeln, Weißbrot), die den Blutzuckerspiegel nach oben treiben, zu reduzieren. Da helfen ein paar Tricks, um die dick machende Wirkung dieser Carbs zu entschärfen:

+ Achten Sie beim Essen auf die richtige Reihenfolge. Beginnen Sie mit Salat oder Gemüse, um den Magen zu füllen. Danach sind Fett und Eiweiß dran, dann die Kohlenhydrate. Und wenn es etwas Süßes sein muss, am besten direkt nach einer Mahlzeit, weil der Insulinspiegel dann ohnehin erhöht ist.

+ Sie wissen, dass Sie um die Nachmittagstorte oder eine kohlenhydratreiche Mahlzeit nicht herumkommen? Dann trinken Sie etwa 20 Minuten vorher ein Glas Wasser mit einem Esslöffel Apfelessig oder Zitronensaft. Die Säure erhöht nämlich die Insulinempfindlichkeit und hilft, den Blutzuckerspiegel zu senken. Übrigens: Vorab ein paar Mandeln zu knabbern, hat den gleichen Effekt!

+ Ruhen nach dem Essen ist nicht zu empfehlen, „1000 Schritte zu tun" dagegen schon. Ideal ist ein kurzer Spaziergang nach jeder Mahlzeit. Bewegung mit gefülltem Magen ist eine wichtige Maßnahme, um den Zuckerstoffwechsel fit zu halten.

Power-Pasta

Pasta-Fans, aufgepasst: Wenn Sie die Nudeln al dente, also bissfest kochen, werden sie langsamer verdaut und lassen den Blutzuckerspiegel weniger schnell ansteigen. Noch besser: Kochen

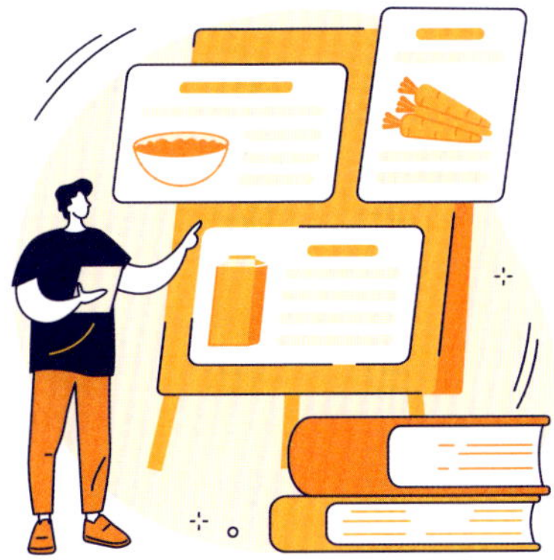

Sie die Nudeln schon am Vortag und essen sie am nächsten Tag wieder aufgewärmt. Beim Abkühlen verliert die Pasta ihren Dickmach-Faktor, weil sich ein Teil der Kohlenhydrate in darmgesunde resistente Stärke umwandelt (siehe Seite 22). Das funktioniert auch mit Kartoffeln und Reis.

Ernährungstagebuch

Wissen Sie eigentlich, was Sie den ganzen Tag essen? Schreiben Sie es mal genau auf, um Ihr Bewusstsein dafür zu schärfen und negativen Mustern auf die Spur zu kommen. Eventuell stellen Sie dabei auch fest, dass Sie nach bestimmten Lebensmitteln Beschwerden haben, und können diese künftig meiden. Ihre Ärztin oder Ihr Arzt kann sich mithilfe des Protokolls schnell einen Überblick verschaffen. Ob Sie es digital oder auf Papier führen, bleibt Ihnen überlassen.

Fragen und Antworten: Wissenswertes rund ums Abnehmen

Sollte ich mir mal Schummeltage gönnen? Helfen Nahrungsergänzungsmittel? Für wen ist die populäre Abnehmspritze geeignet? Und warum macht Lärm dick? Hier gibt es typische Fragen und Antworten zum Thema Übergewicht und Bauchfett.

Warum nimmt man am Anfang schneller ab?

Aller Anfang ist leicht – das gilt auch beim Abnehmen. Denn zum Start sind viele recht erfolgreich. Zum Glück, denn Gewichtsverlust ist erst einmal motivierend. Allerdings ist die erste Enttäuschung dann schon vorprogrammiert. Denn die Erfolge auf der Waage gehen meist nicht lange so weiter. Der Grund: Unser Körper baut zunächst die Kohlenhydratspeicher in der Leber und in den Muskeln ab. Weil dabei viel Wasser verloren geht, verliert man schnell an Gewicht. Der Fettabbau beginnt erst später. Das kann frustrieren, ist allerdings normal. Nach einer oder zwei Wochen geht das Abnehmen langsam weiter.

Was können Nahrungsergänzungsmittel?

Die Werbung verspricht einiges: So sollen Substanzen wie L-Carnitin schlank machen, Protein-Shakes das Abnehmen unterstützen oder Pillen den Appetit zügeln. Leider ist das so einfach nicht. Nahrungsergänzungsmittel sind meist teuer und ihre Wirkung in Anbetracht des Preises nur sehr gering oder sogar fragwürdig. Es kann zum Beispiel zu Überdosierungen oder zu unerwünschten Nebenwirkungen kommen. Das Geld sollten Sie daher besser in frische, gesunde Lebensmittel investieren. Wer seinen Eiweißbedarf mit Protein-Shakes decken möchte, muss die Kalorien in die Gesamtbilanz einrechnen.

Was bringen Cheat Days?

Hin und wieder allen Gelüsten auf ungesundes Essen nachgeben und einen sogenannten Cheat Day (Schummeltag) einlegen, an dem alles erlaubt ist? Das wird manchmal empfohlen, um Heißhunger auf Süßes, Salziges und Fettiges auszubremsen. Die Methode hat aber ihre Tücken, denn die Schummelei bleibt nicht ohne Folgen. Große Kalorienmengen müssen wieder ausgeglichen werden und der Insulinspiegel schwankt sehr stark. Wenn überhaupt, sind daher nur einzelne Cheat-Mahlzeiten (höchstens einmal in der Woche) besser.

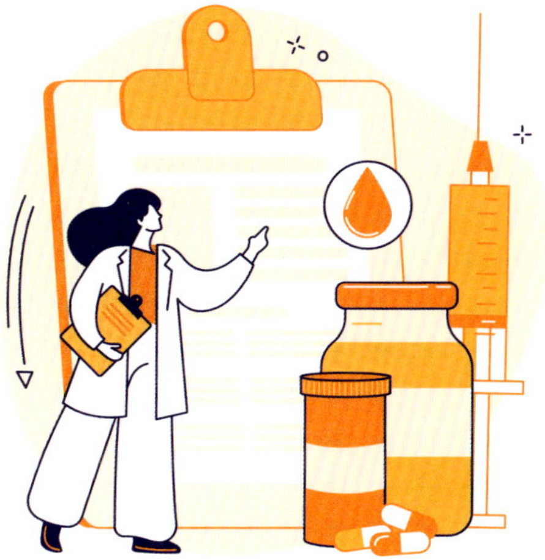

Warum verlieren Männer leichter überschüssige Pfunde?

Kennen Sie das? Wenn Paare zusammen abnehmen, purzeln die Kilos bei den Männern in der Regel schneller – und das trotz derselben Ernährung und Bewegungsroutinen. Das haben Studien bestätigt und eine Erklärung gegeben: Männer kommen auf einen Muskelanteil von 40 bis 50 Prozent, während es bei Frauen nur 25 bis 35 Prozent sind. Da Muskeln anders als Fettgewebe viel Energie verbrauchen, haben Männer einen höheren Grundumsatz und damit auch einen größeren Kalorienverbrauch. Sie nehmen ungefähr ein Drittel mehr oder schneller ab.

Wem hilft die Abnehmspritze?

Die sogenannte Abnehmspritze hat in den letzten Jahren für Schlagzeilen gesorgt, nachdem viele Prominente sich damit plötzlich sichtbar verschlankten. Die Wirkung basiert auf dem Diabetesmedikament Ozempic mit dem Wirkstoff Semaglutid, das den Blutzuckerspiegel senkt, für Sättigung sorgt und Magenentleerung verlangsamt. Die Spritze kann bei extremem krankhaftem Übergewicht zwar helfen, ist aber als Lifestyle-Produkt für Gesunde, die einfach nur ein paar Pfunde loswerden wollen, nicht geeignet. Es darf daher nur unter ärztlicher Aufsicht zum Einsatz kommen. Die Nebenwirkungen sind erheblich. Sie reichen von Übelkeit, Erbrechen und Kopfschmerzen über Verstopfung oder Durchfall bis zu einer Bauchspeicheldrüsenentzündung. Betroffene müssen das Medikament dauerhaft spritzen, denn sonst kehrt das verlorene Gewicht schnell wieder zurück. Zur Therapie sollten deshalb auch immer eine Lebensstiländerung mit einer Ernährungsumstellung und viel Bewegung gehören

Lässt sich Bauchfett gezielt wegtrainieren?

Das funktioniert meist nicht, denn der Körper entscheidet selbst, wo er Fett abbaut. Nichtsdestotrotz lassen sich überschüssige Ablagerungen im Bauchraum wirksam bekämpfen. Denn wer insgesamt abnimmt, der wird auch am Bauch schlanker. Ähnlich verhält es sich mit speziellen Bauch-weg-Übungen. Damit kann man zwar die Bauchmuskeln stärken, aber nicht gezielt Bauchfett loswerden. Dennoch gilt: Ein ganzheitliches Training für Ausdauer und Muskelaufbau lässt – in Kombination mit der richtigen Ernährung – auch das viszerale Fett schmelzen. Oftmals verschwindet das Bauchfett als Erstes.

Wird Abnehmen im Alter immer schwieriger?

Ja, leider. Die meisten Menschen nehmen in der Lebensmitte zu. Das liegt unter anderem daran, dass sich die Hormone und der Stoffwechsel verändern. Gleichzeitig ist dies die Lebensphase, in der wir am meisten Stress im Beruf haben und uns häufig zu wenig bewegen. Es fehlt einfach die Zeit für gesundes Essen und Sport. Im Laufe der Jahre baut der Körper Muskelmasse ab, wenn man nichts dagegen tut. So verbraucht der Organismus weniger Energie und überschüssige Kalorien werden

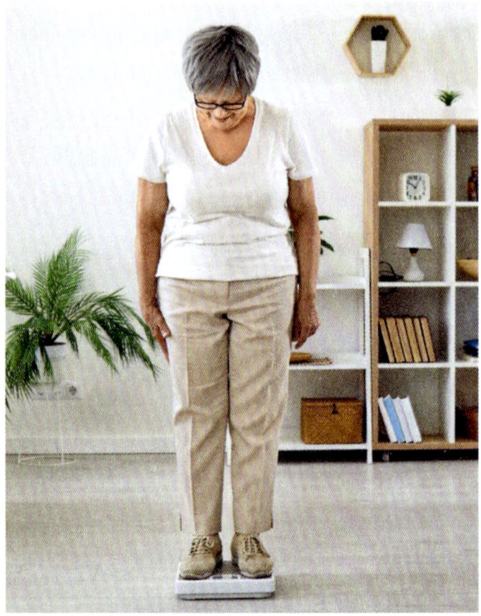

schneller in Form von Fett gespeichert. Man muss also weniger essen als früher, um nicht zuzunehmen, und noch weniger, um sogar abzunehmen.

Was passiert bei einer Magenverkleinerung?

Wer es nicht schafft, mit einem gesunden Lebensstil extremes Übergewicht loszuwerden, hat mit einer Operation zur Magenverkleinerung noch eine Option. Danach schränken ein Magenbypass oder ein Schlauchmagen das Fassungsvermögen des Magens ein. Die Betroffenen essen weniger. Das kann große Vorteile haben: Nach dem starken Gewichtsverlust ist man nicht nur schlanker, sondern auch gesünder.

Entzündliche Prozesse im Bauchfett werden abgeschwächt. Doch es gibt auch Nachteile. Zu den Nebenwirkungen gehören Übelkeit, Erbrechen, Blähungen, Verdauungsprobleme oder Müdigkeit. Nach der Operation muss man anders essen und fühlt sich eventuell hungrig, auch wenn der Magen gefüllt ist. Möglicherweise fehlen wichtige Nährstoffe, die man dann in Form von Nahrungsergänzungsmitteln aufnehmen muss. Eine Magenverkleinerung sollte immer mit einer Ernährungsumstellung einhergehen, sonst ist der Erfolg nicht nachhaltig.

Warum blockiert Alkohol das Abnehmen?

Alkohol als Kalorienbombe, das haben viele nicht auf dem Zettel. Schließlich scheint ein Glas Wein einfach so durchzurutschen. Doch das täuscht – denn das Zellgift hat fast so viele Kalorien wie Fett, allerdings ohne sättigende Wirkung. Dazu kommen andere Nachteile, die Bier, Wein, Schnaps und Co. zu regelrechten Abnehmhemmern machen: Alkohol verlangsamt unter anderem den Stoffwechsel, bremst die Fettverbrennung und senkt die Insulinsensitivität. Außerdem fördert er Heißhungerattacken. Vor allem bei geselligen Anlässen verliert man dann schnell die Kontrolle über das eigene Essverhalten.

Wohnen in lauter Umgebung: Kann Lärm dick machen?

Forschende des Helmholtz-Zentrums und der Ludwig-Maximilians-Universität München verglichen Daten aus bildgebenden Verfahren von mehr als 11000 Menschen mit Verkehrslärm-Daten. Dabei zeigte sich: Je lauter die Wohnumgebung, desto mehr Fettgewebe entwickelte sich, vor allem in der Leber. Der Grund: Wer mit viel Lärm leben muss, schüttet verstärkt Stresshormone aus, die Heißhunger auslösen und den Stoffwechsel negativ beeinflussen können. Krach ist demzufolge nicht nur nervend, sondern macht auch dick. Die Weltgesundheitsorganisation (WHO) stuft Lärm ab 53 Dezibel als gesundheitsschädlich ein.

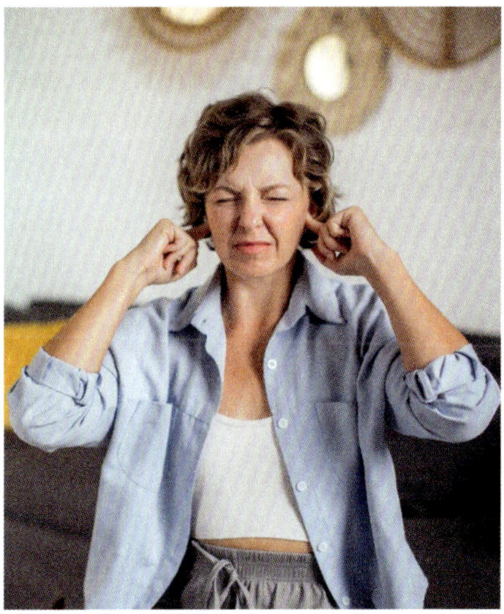

DAS BESTE AUS DER KÜCHE: ESSEN SIE SICH SCHLANK

ABNEHMEN OHNE HUNGER

Clever essen statt verzichten! Wenn Sie die richtigen Lebensmittel auswählen, muss eine gesunde, schlank machende Ernährung gegen Bauchfett nicht mit Verzicht und Hunger einhergehen. Halten Sie sich im Alltag an wenige, aber effektive Regeln. Und bringen Sie ausgewogene Mahlzeiten auf den Tisch, die nach und nach die Pfunde purzeln lassen und Sie in Ihren guten Vorsätzen bestärken. Dann sind auch süße Ausnahmen kein Problem …

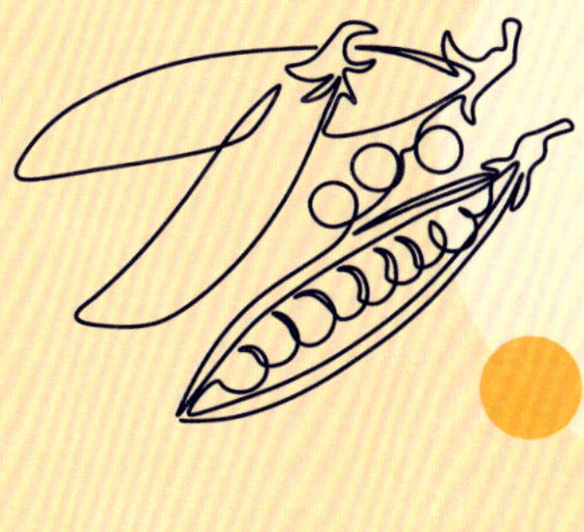

8 goldene Regeln: So geht gesundes Abnehmen

Eine gesunde Ernährung ist die beste und einzig wahre Basis, um abzunehmen, Bauchfett loszuwerden und das Wunschgewicht anschließend zu halten. Das ist nicht kompliziert, wenn Sie die wichtigsten Regeln so oft wie möglich beachten.

Sie versorgt uns mit allen wichtigen Nährstoffen, ist rundum gesund, überwiegend pflanzlich und mit Rücksicht auf unseren Planeten auch möglichst nachhaltig: Eine schlank machende, ausgewogene Ernährung ist so zusammengestellt, dass es nicht zu Heißhungerattacken kommt und man jede Form des Überessens vermeiden kann. Wenn Sie sich in der Küche weitgehend an die Regeln auf den nächsten Seiten halten und zugleich die Empfehlungen beherzigen, die wir Ihnen in diesem Buch zum Thema Lebensstil geben, müssen Sie keine Kalorien mehr zählen. Sie werden auf Dauer ganz von allein abnehmen – und Ihre neue Figur dann auch halten.

DAS GILT NICHT FÜR JEDEN

Sie sind nicht gesund oder haben extrem starkes Übergewicht, das aus medizinischen Gründen schnell abgebaut werden muss? Dann sind die gängigen Ernährungsregeln für Sie möglicherweise nicht geeignet. Lassen Sie sich von Ihrer Ärztin oder Ihrem Arzt beraten.

Regel 1

Bunte Pflanzenvielfalt

Ohne Gemüse läuft kaum etwas in Sachen gesunder Ernährung. Ob Möhren, Salat, Bohnen, Paprika oder Kohl – es sind überwiegend die frischen pflanzlichen Lebensmittel, die fast alle wichtigen Nährstoffe liefern. Das große Plus für die schlanke Linie: Gemüse sorgt mit wenig Kalorien und vielen Ballaststoffen für Volumen im Magen und macht auf angenehme Weise satt. Nach dem neuesten Stand der Forschung gilt: Je vielfältiger dabei die Auswahl ist, desto mehr verschiedene Nährstoffe stehen dem Körper zur Verfügung. Im Rahmen der amerikanischen Studie „The American Gut Project" zeigte sich, dass Menschen, die 30 oder mehr „Pflanzen" pro Woche essen, ein gesünderes Darmmikrobiom haben als jene, die nur zehn zu sich nehmen. Mit Pflanzen sind in diesem Fall alle pflanzlichen Lebensmittel gemeint, also neben Gemüse und Obst auch Kräuter, Gewürze, Nüsse, Samen, Vollkornprodukte, Hülsenfrüchte und Pilze. Die optimale Menge pro Tag liegt bei 400 bis 500 Gramm. Dabei gilt: Eat the Rainbow – essen Sie so bunt und vielfältig wie möglich!

Regel 2

Vorfahrt für Vollkorn

Ob Brot, Brötchen, Mehl oder Nudeln: Getreideprodukte liefern schnelle Energie in Form von Kohlenhydraten. Die sind jedoch nicht in jeder Form gut für die Figur. Echte Dickmacher sind die sogenannten schnellen, kurzkettigen Kohlenhydrate aus Weißmehlprodukten, Süßigkeiten und süßen Getränken. Das heißt aber nicht, dass Sie deshalb alle Kohlenhydrate streichen müssen. Im Gegenteil: Gute, langkettige Carbs sind unentbehrliche Treibstoffe. Die bekommen Sie ganz einfach auf den Teller, indem Sie jeweils die Vollkornvariante wählen. Die macht länger satt, kurbelt die Verdauung an, hält Blutzucker und Insulin flach, senkt das Risiko für verschiedene Zivilisationskrankheiten und liefert nicht zuletzt auch mehr Vitamine als Weißmehlprodukte.

Regel 3

Milchprodukte und wenig Fleisch

Mit Milchprodukten und Eiern können Sie Ihren Bedarf an Eiweiß, Kalzium und den Vitaminen B2 und B12 gut decken. Ob Käse (in Maßen), Naturjoghurt, Kefir Quark oder Dickmilch – Milchprodukte (gerne fettarme) sind gut für den Darm und die perfekte Ergänzung zu pflanzlicher Kost. Auch Fleisch liefert wertvolle Mineralstoffe wie Eisen, Zink, Magnesium und Selen. Es ist jedoch nur in kleinen Mengen (maximal 300 Gramm in der Woche), in fettarmen Varianten und vor allem unverarbeitet ein sinnvoller Bestandteil der gesunden Küche.

Regel 4

Eiweiß als Sattmacher

Eiweiß gilt zu Recht als Abnehm-Supporter, denn es macht lange und nachhaltig satt. Das ist besonders wichtig, wenn man Gewicht verlieren und sich vor unliebsamen Heißhungerattacken schützen möchte. Protein ist auch ein unentbehrlicher Baustoff für den Körper, denn der kann nicht alle darin enthaltenen notwendigen Aminosäuren selbst herstellen. Man unterscheidet zwischen tierischem Eiweiß aus Fleisch, Eiern und Milchprodukten und pflanzlichem, sogenannten grünem Protein. Das findet sich vor allem in Nüssen, Samen, Kernen, Vollkorn und Hülsenfrüchten (Erbsen, Linsen, Bohnen, Tofu). Für die optimale Zufuhr errechnen Sie Ihr Normalgewicht (Körpergröße in Zentimetern minus 100) und ermitteln damit Ihren täglichen Bedarf. Faustregel: Pro Kilo Normalgewicht benötigen Sie 1 bis 1,2 Gramm Eiweiß. Sportler, ältere oder chronisch kranke Menschen brauchen etwas mehr. Am besten nehmen Sie zu jeder Mahlzeit Eiweiß zu sich. Etwa zwei Drittel der täglichen Menge sollte aus pflanzlichen Quellen stammen und ein Drittel aus tierischen.

Regel 5

Täglich Obst – aber zuckerarm

Leuchtende Farben, toller Geschmack, viele Nährstoffe und schnell zur Hand: Obst gehört wie Gemüse zur Basis einer gesunden Küche. Allerdings haben süße Früchte einen Nachteil, wenn es ums Gewicht geht: Sie enthalten Fruktose. Das hört sich zunächst harmlos an, doch dieser natürliche Zucker hat es in sich. Im Übermaß kann er dick machen, denn er treibt den Blutzuckerspiegel rasant in die Höhe und wird von der Leber zügig in (viszerales) Fett umgewandelt. Das können Sie vermeiden, indem Sie zuckerarme, also wenig süß schmeckende Sorten wählen, zum Beispiel Beeren, Papaya oder Zitrusfrüchte. Einen Bogen machen sollten Sie dagegen um (reife) Bananen, Weintrauben, Ananas und Mangos, die alle sehr viel Zucker enthalten. Zur Orientierung: 250 Gramm (etwa 2 Handvoll) zuckerarmes Obst sind eine gute Tagesration.

Regel 6

Das beste Fett

Wer mit Übergewicht zu kämpfen hat, kennt das nur zu gut: „Du musst auf Fett verzichten. Dann wirst du auch schlanker." Das klingt zwar naheliegend, ist aber nicht ganz richtig. Denn während man schlechtes Fett aus Butter, Speck, Wurst oder Sahne besser links liegen lässt (oder nur in sehr kleinen Mengen genießt), sollte niemand wegen der hohen Energiedichte auf gute Fette verzichten. Die finden sich vor allem in Nüssen und pflanzlichen Ölen, die ungesättigte Fettsäuren enthalten und unentbehrlich für eine gesunde Ernährung sind. Dank ihrer antientzündlichen Wirkung sind Omega-3-Fettsäuren auch gute Helfer im Kampf gegen zu viel Bauchfett. Vor allem Lein-, Raps- und Olivenöl sollten einen festen Platz in der schlanken Küche haben – unter anderem als Schutz vor Herz-Kreislauf-

Erkrankungen, als Baumaterial für die Zellwände und damit der Körper die wichtigen fettlöslichen Vitamine A, D, E und K aufnehmen kann. Komplett vom Speiseplan streichen sollten Sie die sogenannten Transfette, die bei der industriellen Verarbeitung von Pflanzenölen entstehen. Sie schädigen nachweislich die Gesundheit und befeuern entzündliche Prozesse im Körper.

Regel 7

Hände weg von Fertiggerichten

Leider gilt bei einer gesunden Schlank-Ernährung sehr oft: Was besonders gut schmeckt, sollte besser nicht auf den Teller. Dazu zählen neben Süßigkeiten, Kuchen, Keksen und Eiscreme auch Lebensmittel, die auf den ersten Blick nicht als Zuckerbomben zu erkennen sind – zum Beispiel fertige Saucen wie Ketchup, Mayonnaise oder Dressings, Trockenfrüchte und Fruchtjoghurts. Auch Chips und Flips sowie herzhafte Fertiggerichte wie abgepackter Krautsalat, Tiefkühlpizza, eine schon zubereitete Lasagne in der Aluschale, Wurstwaren oder der Gemüseeintopf aus der Dose werden häufig mit Zucker, zu viel Salz und anderen gesundheitsschädlichen Zusatzstoffen versetzt. Hier gilt: Meiden Sie alles, was nicht frisch und selbst gemacht ist – oder greifen Sie wirklich nur im Ausnahmefall zu.

Regel 8

Richtig trinken

Sie machen zwar nicht satt, können aber trotzdem wahre Kalorienfallen sein. Ob Softdrink, Limo oder Fruchtsaft: Viele Getränke werden mit Zucker angereichert, der schnell ins Blut geht und Insulinausschüttungen auslöst, die auf die Dauer dick machen. Alkoholika wie Bier, Wein oder Cocktails sind ebenfalls kalorienreich und bremsen die Fettverbrennung. Für die tägliche Versorgung mit Flüssigkeit ist nichts davon geeignet. Während man früher Alkohol in kleinen Mengen als gesundheitlich unbedenklich betrachtete, rät die Wissenschaft inzwischen komplett vom Konsum ab. Alternativen für besondere Momente können alkoholfreie Biere, Wein oder Sekt sein. Setzen Sie vor allem auf Wasser als Durstlöscher, das kommt kostenlos aus dem Wasserhahn. Wer es nicht pur mag, kann es mit ein paar Früchten, mit Kräutern oder einem Schuss Saft geschmacklich aufpeppen. Auch ungesüßte Früchte- oder Kräutertees passen in die schlanke Küche. Drei bis viereinhalb Tassen Kaffee (schwarz, ohne Milch oder Zucker) sind ebenfalls kalorienfrei und – in den genannten Mengen – sogar gesund. Faustformel: Erwachsene brauchen am Tag mindestens 1,5 Liter Flüssigkeit. Bei Sport und heißem Wetter darf es auch mehr sein.

Fit- und Schlankmacher: die Top-Lebensmittel auf einen Blick

Gewicht runter, Gesundheit rauf! Wenn Sie neben viel frischem Gemüse häufig diese Lebensmittel essen, kann nicht mehr viel schiefgehen. Unsere Superstars sättigen gut, wirken gegen Bauchfett, Übergewicht und Entzündungen und liefern viele Nährstoffe.

Körniger Frischkäse

Auf den ersten Blick wirkt er etwas unscheinbar, doch der cremige Hüttenkäse überzeugt mit vielerlei Qualitäten: Er liefert reichlich hochwertiges Eiweiß, aber kaum Kohlenhydrate und quasi kein Fett. So hält er lange satt, ohne dick zu machen. Außerdem ist er eine prima Quelle für Kalizum. Besonders praktisch: Hüttenkäse ist vielseitig einsetzbar, lässt sich mit Süßem wie mit Herzhaftem kombinieren und ist perfekt als cremiges Extra auf dem Brot. Als SOS-Snack gegen Heißhunger kann man ihn auch einfach zwischendurch aus dem Becher löffeln.

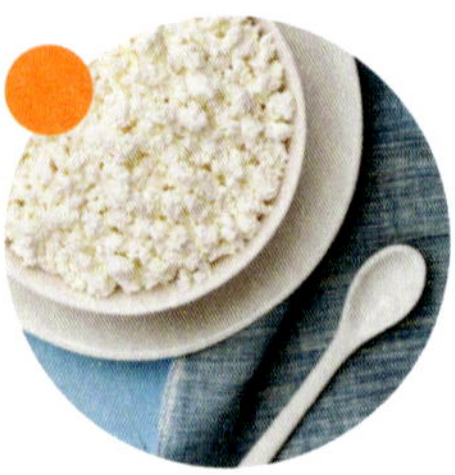

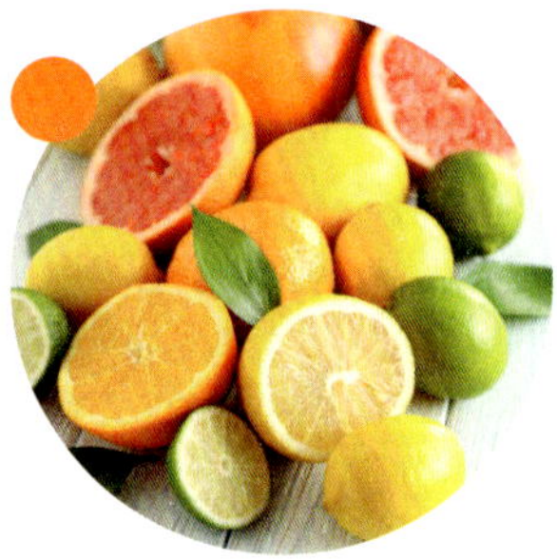

Zitrusfrüchte

Orangen, Zitronen, Grapefruits – mit ihren leuchtenden Farben sehen Zitrusfrüchte nicht nur gesund aus, sie sind es auch. Jeder kennt sie als Vitaminbomben – sie helfen aber auch beim Abnehmen, weil sie sehr kalorienarm sind und mit ihren Ballaststoffen für ein lange anhaltendes Sättigungsgefühl sorgen. Dank der enthaltenen Monoterpene können sie auch den Cholesterinspiegel senken.

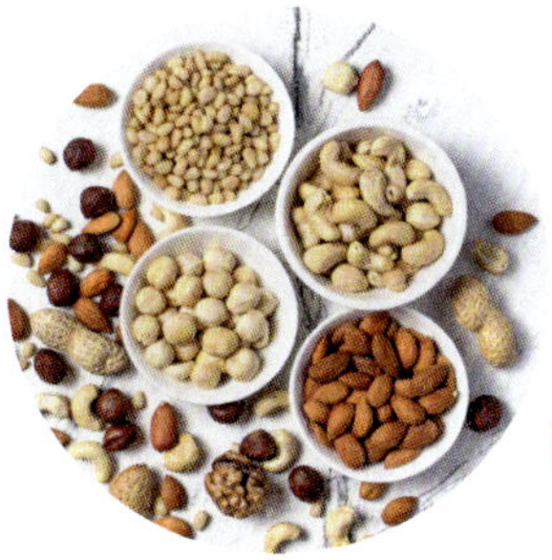

Nüsse

In Sachen Kalorien sind Nüsse echte Schwergewichte. Trotzdem zeigen Studien, dass Menschen, die sie regelmäßig essen, ein geringeres Risiko für Übergewicht haben. Der Grund: Dank ihrer Ballaststoffe, ihres hohen Eiweißgehalts und ihrer gesunden Fette sind die kleinen Kraftpakete erstklassige Sattmacher – weshalb man insgesamt mit weniger auskommt. Zudem haben Nüsse einen günstigen Einfluss auf den Blutzuckerspiegel. Isst man sie vor kohlenhydratreichen Mahlzeiten, steigt der Blutzuckerspiegel nicht so stark an, wie er es bei Carbs auf nüchternen Magen tun würde. Allerdings sollte man die Menge im Blick haben: Mehr als 20 bis 30 Gramm unverarbeitete und ungesalzene Nüsse pro Tag sollten es nicht sein.

Haferflocken und Vollkorngetreide

Vor allem der Superballaststoff Beta-Glukan sowie hochwertige komplexe Kohlenhydrate machen Haferflocken und andere Getreide aus vollem Korn zum Abnehmbooster. Wer darauf achtet, seine Carbs möglichst oft in den Vollkornvarianten zu sich zu nehmen, muss – anderes als bei Weißmehlprodukten – keine Angst haben, an Gewicht zuzulegen. Denn volles Korn lässt den Blutzuckerspiegel nur langsam ansteigen. Vor allem für Diabetiker sind Haferflocken deshalb ein ideales Frühstück. Außerdem unterstützen sie die Verdauung und fördern die Darmgesundheit. Studien zeigen, dass Haferflocken insbesondere bei älteren Menschen das Risiko für Übergewicht senken können. Allerdings gilt es auch hier, Maß zu halten. Zur Orientierung: Pro Tag werden 60 Gramm empfohlen.

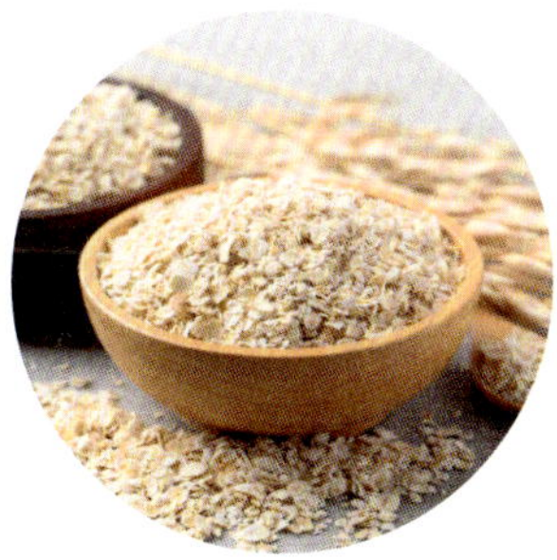

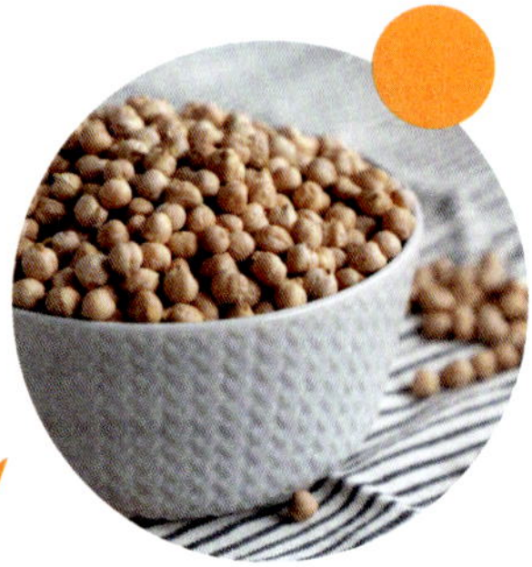

Kichererbsen

Viel Volumen, wenig Kalorien. Kichererbsen sind hervorragende Magenfüller, mit 120 bis 140 Kalorien pro 100 Gramm machen sie so satt, wie es sonst nur kalorienreichere Lebensmittel schaffen. Dazu liefern sie jede Menge Gesundheit, etwa in Form von Vitaminen wie Folsäure und Vitamin B6 sowie Mineralstoffen wie Eisen und Magnesium. Da Kichererbsen den Blutzuckerspiegel nur langsam ansteigen lassen, wird die Fettspeicherung gehemmt. Außerdem kurbeln sie die Verdauung und den Stoffwechsel an. Auch das Mikrobiom freut sich, wenn die Hülsenfrüchte auf den Teller kommen, denn die enthaltenen Ballaststoffe dienen den guten Darmbakterien als Futter. Kichererbsen eignen sich vor allem für Salate und Eintöpfe und sind die Basis für Hummus.

Leinöl

Flacher Bauch dank Leinöl? Das funktioniert tatsächlich, weil das hochwertige Pflanzenöl reich an Omega-3-Fettsäuren ist und Alpha-Linolsäure (ALA) enthält. Die bekämpft entzündliche Prozesse, die mit dem viszeralen Fett in der Körpermitte einhergehen. Außerdem verbessert sie die Insulinempfindlichkeit, was wiederum die Fettverbrennung anstoßen kann. Wer regelmäßig Leinöl isst, unterstützt den Fettabbau speziell im Bauch, da das Öl die Leber stärkt. Zusätzlich kann Leinöl den Cortisolspiegel senken und die Wirkung des Sättigungshormons Leptin verbessern. So wird man schneller satt und muss weniger essen. Wichtig zu wissen: Leinöl darf man nicht erhitzen. Ein Esslöffel täglich ist optimal. Zum Braten und Kochen empfiehlt sich Rapsöl, das ähnliche positive Eigenschaften hat.

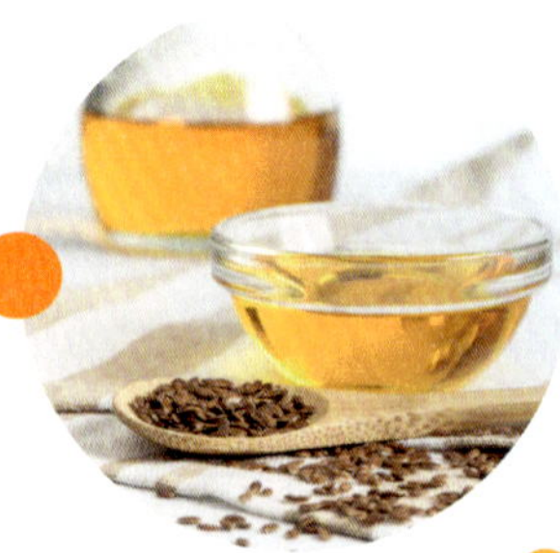

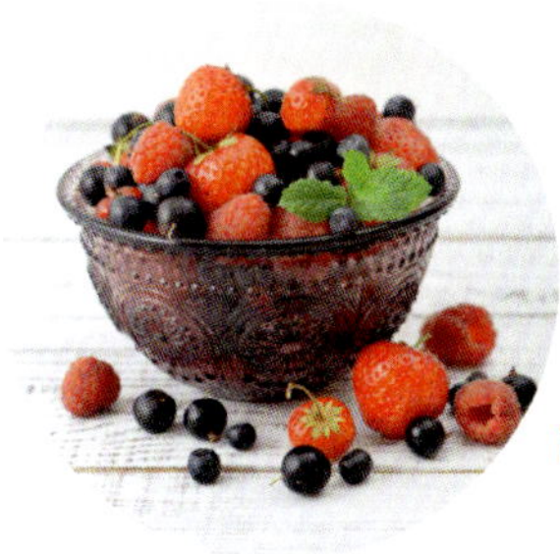

Beeren

Beeren sind gute Verbündete im Kampf gegen Bauchfett, denn die kleinen bunten Früchte enthalten wenig Fruchtzucker und lassen den Blutzuckerspiegel nicht so schnell ansteigen wie anderes Obst. Bei wenig Kalorien liefern Blaubeeren, Himbeeren, Erdbeeren und Co. viele Ballaststoffe, reichlich Antioxidantien und sekundäre Pflanzenstoffe. Die schützen vor Entzündungen, bringen den Stoffwechsel auf Trab, können die Fettverbrennung ankurbeln und die Bildung neuer Fettzellen verhindern. Vor allem Blau- und Himbeeren haben auch sehr gute sättigende Eigenschaften. Erdbeeren liefern viel Vitamin C und pushen so das Immunsytem. Ob zum Frühstücksmüsli, zum Dessert oder als Zutat im Salat: Beeren machen immer eine gute Figur und sind auch die perfekte Nascherei für zwischendurch.

Eier

Ja, Sie lesen richtig: Eier gelten heute nicht mehr als Dickmacher. Inzwischen hat die Ernährungswissenschaft sie vielmehr als effektive Abnehmhelfer entdeckt, die insbesondere zum Abbau von Bauchfett beitragen und dem gefürchteten Muskelverlust entgegenwirken können. Eier punkten mit besonders wertvollem Protein, dass alle essenziellen Aminosäuren vereint. Zudem liefern sie wichtige Nährstoffe wie B-Vitamine, Eisen und Zink und machen bei wenig Kalorien gut satt. Wenn der Körper Eier verarbeitet, muss er mehr Energie aufwenden als bei Fett und Kohlenhydraten, sodass sich leichter ein Kaloriendefizit erreichen lässt. Studien haben gezeigt: Vor allem die beliebten Frühstückseier führen dazu, dass man im Laufe des Tages weniger isst. Obwohl das Cholesterin in Eiern nicht mehr als bedenklich gilt – aus ökologischen Gründen sollte man nicht mehr als fünf pro Woche essen.

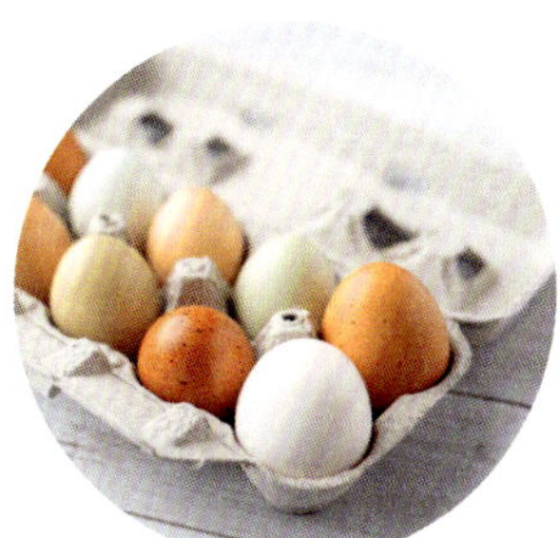

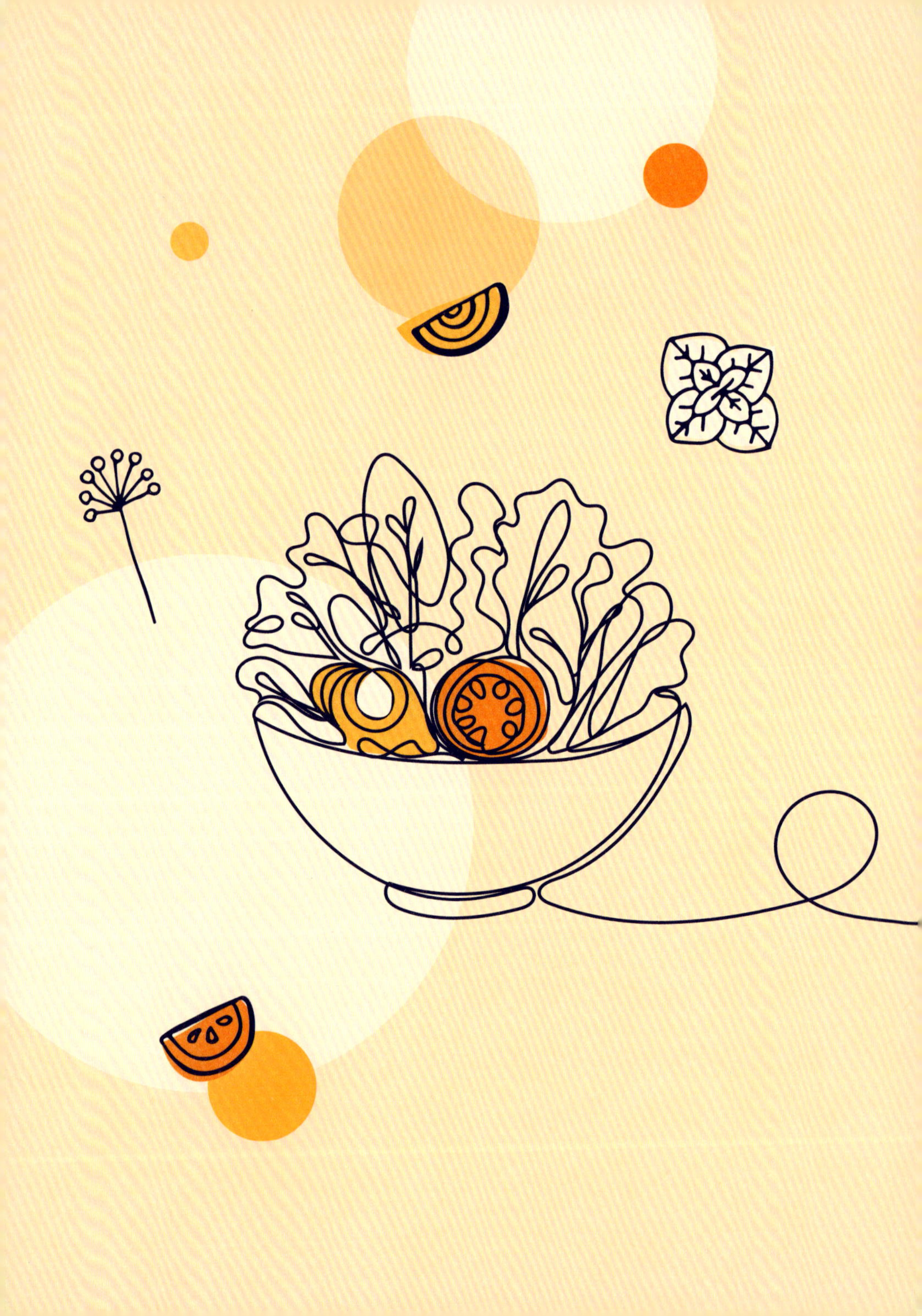

SCHLANK MIT GENUSS

REZEPTE, DIE DIE FETTPOLSTER SCHMELZEN LASSEN

Wer gesund abnehmen und sein Wohlfühlgewicht halten möchte, setzt am besten auf eiweißreiche Mahlzeiten und reduziert Zucker, leere Kohlenhydrate und ungesunde Fette. Wie das ohne großen Aufwand klappt, zeigen unsere Rezepte. Zum Frühstück ein Amarant-Müsli mit Erdbeeren, mittags Linsenpasta mit Tomaten-Fenchel-Sugo und abends knusprige Flammkuchenbrote mit Salat: Lassen Sie sich überraschen, wie lecker und abwechslungsreich man Bauchfett und überschüssigen Pfunden zu Leibe rücken kann.

Möhrenbrot mit Kürbiskernen

Für 1 Kastenform (ca. 20 cm Länge; ca. 14 Scheiben)
Zubereitung: 20 Minuten
Quellen: mind. 4 Stunden (über Nacht)
Backen: 1 ¼ Stunden

120 g Möhren
50 g Mandeln
50 g Haselnusskerne
150 g Kürbiskerne
120 g zarte Haferflocken
80 g geschrotete Leinsamen
40 g Chiasamen
20 g gemahlene Flohsamenschalen
1 ½ TL Salz
3 EL Olivenöl
1 EL Ahornsirup

Pro Scheibe (à ca. 65 g):
ca. 210 kcal, 8 g EW, 15 g F, 8 g KH

1. Am Vorabend die Möhren putzen, schälen und auf der Gemüsereibe fein raspeln. Mandeln, Haselnüsse und 50 g Kürbiskerne grob hacken. Übrige Kürbiskerne (100 g) und Haferflocken im Blitzhacker portionsweise zu Mehl fein zermahlen. Dann die Mehlmischung in einer Rührschüssel mit Möhren, gehacktem Nuss-Mix, Leinsamen, Chiasamen, Flohsamenschalen und Salz mischen. Öl, Ahornsirup und 350 ml lauwarmes Wasser dazugeben und alles mit den Quirlen des Handrührgeräts zu einem glatten Teig verrühren. Die Form mit Backpapier auslegen, den Brotteig einfüllen und glatt streichen. Dann abgedeckt bei Zimmertemperatur mindestens 4 Stunden, am besten über Nacht, quellen lassen.

2. Am nächsten Tag den Backofen auf 180 °C (Ober-/Unterhitze) vorheizen. Das Brot im Ofen auf der 2. Schiene von unten etwa 30 Minuten backen. Danach mithilfe des Backpapiers aus der Form lösen und im Ofen auf dem Ofenrost etwa 45 Minuten knusprig backen. Das Brot aus dem Ofen nehmen, das Backpapier vorsichtig ablösen und das Brot auf einem Kuchengitter vollständig auskühlen lassen. Vor dem Anschneiden am besten einen Tag ruhen lassen, dann ist es stabiler und lässt sich besser schneiden. Das Möhrenbrot kann im Kühlschrank gut 1 Woche aufbewahrt werden.

low carb
vegan

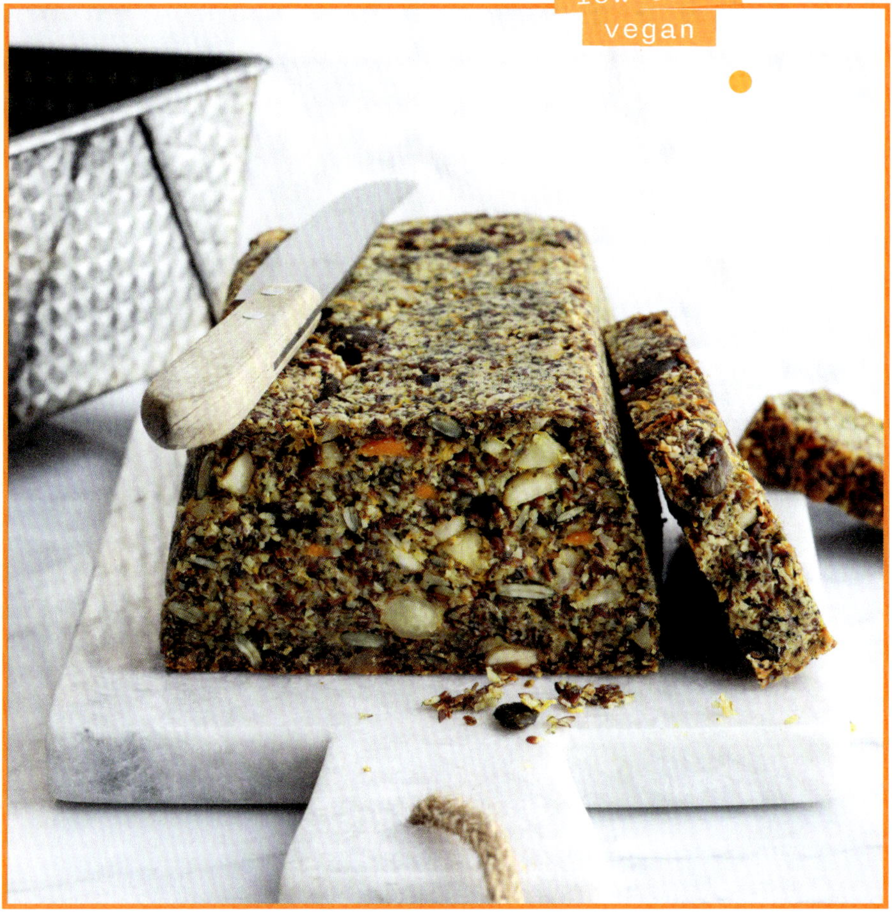

TIPP:

Nüsse und Samen sind reich an gesunden Fetten, Pflanzeneiweiß und Ballaststoffen, die das Sättigungsgefühl fördern und Heißhungerattacken reduzieren. Sie enthalten auch wertvolle Omega-3-Fettsäuren, die Entzündungen bremsen und den Stoffwechsel ankurbeln können. Eine Handvoll Nüsse pro Tag hilft, das viszerale Fett abzubauen und allgemein die Gesundheit zu verbessern.

Hüttenkäsebrote mit Paprika

Für 2 Personen
Zubereitung: 15 Minuten

1 rote Paprikaschote
4 EL Olivenöl
2 EL Aceto balsamico
Salz, Pfeffer aus der Mühle
½ TL getr. Thymian
2 Scheiben Vollkornbrot
(à ca. 50 g)
200 g körniger Frischkäse
(Hüttenkäse)

Pro Portion: ca. 430 kcal,
17 g EW, 25 g F, 32 g KH

1. Die Paprikaschote längs halbieren, entkernen, waschen und in etwa ½ cm dicke Streifen schneiden. 2 EL Öl in einem kleinen Topf erhitzen, die Paprikastreifen darin anbraten, bis sie etwas Farbe angenommen haben.

2. Das Paprikagemüse mit Essig ablöschen, mit Salz, Pfeffer und Thymian würzen und mit geschlossenem Deckel auf der ausgeschalteten Herdplatte bis zum Servieren ziehen lassen.

3. Die Brote nach Belieben im Toaster rösten. Den Hüttenkäse mit dem restlichen Öl (2 EL), Salz und Pfeffer in einer Schale verrühren.

4. Die Brote mit dem Hüttenkäse-Mix dick bestreichen und das Paprikagemüse darauf verteilen. Die Brote nach Belieben mit Basilikumblättern garnieren, etwas Pfeffer grob darübermahlen.

Vitamin-C-reich
vegetarisch

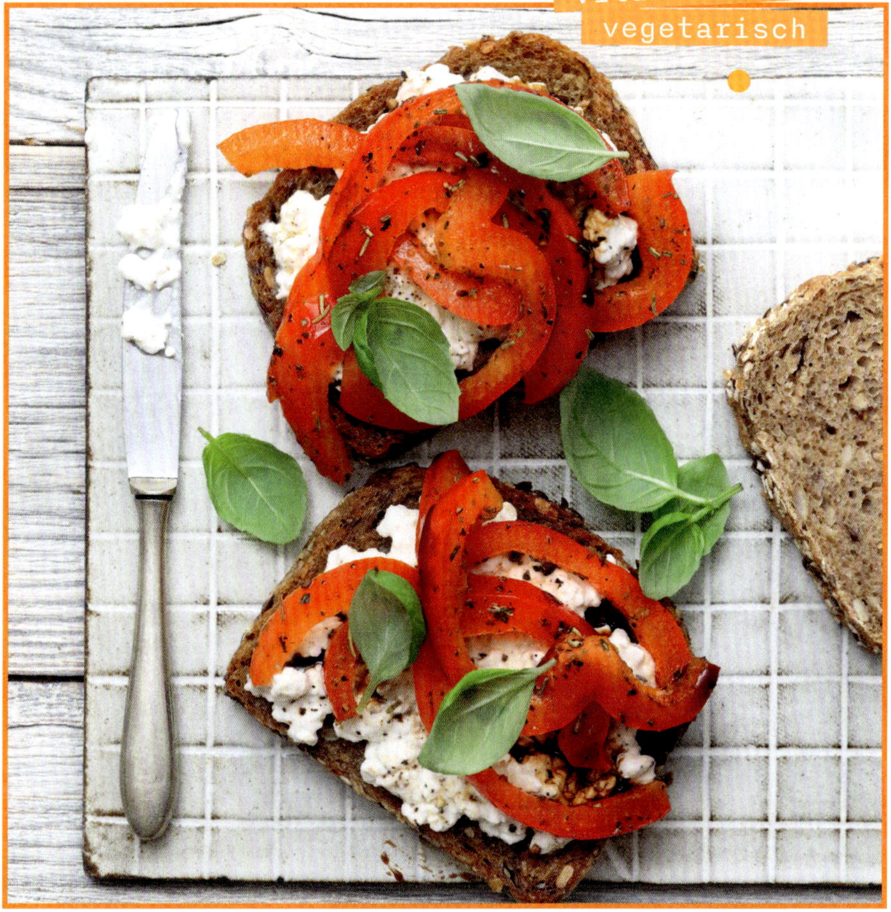

TIPP:

Was viele nicht wissen: In roten Paprikaschoten steckt um ein Vielfaches mehr an Vitamin C als in Zitrusfrüchten! Vitamin C stärkt nicht nur das Immunsystem und schützt als Antioxidans die Zellen – es regt im Stoffwechsel auch die Fettverbrennung an. Das macht die Schoten zu Top-Abnehmhelfern, die dank ihrer sekundären Pflanzenstoffe außerdem antientzündlich wirken.

Tomatensalat auf Frischkäse

Für 2 Personen
Zubereitung: 15 Minuten

1 EL Pinienkerne
250 g bunte Cocktailtomaten (rot, gelb)
1 Avocado
1 EL Limettensaft
2 Frühlingszwiebeln
3 Stiele Basilikum
1 EL Aceto balsamico bianco
2 EL Olivenöl
Salz, Pfeffer aus der Mühle
300 g körniger Frischkäse (Hüttenkäse)
¼ TL rosenscharfes Paprikapulver
2 Scheiben Vollkornbrot (à ca. 50 g)

Pro Portion: ca. 560 kcal, 27 g EW, 30 g F, 39 g KH

1. Die Pinienkerne in einer kleinen Pfanne ohne Fett hell anrösten. Herausnehmen und abkühlen lassen.

2. Die Tomaten waschen und halbieren. Die Avocado halbieren, entkernen und das Fruchtfleisch aus den Schalen lösen. Die Avocado in etwa 1 cm große Würfel schneiden und sofort mit dem Limettensaft beträufeln, damit sie sich nicht bräunlich verfärbt. Frühlingszwiebeln putzen, waschen und in Ringe schneiden. Das Basilikum waschen, trocken tupfen und die Blätter abzupfen. Einige Blätter zum Garnieren beiseitelegen, den Rest in feine Streifen schneiden.

3. Tomaten, Avocado, Frühlingszwiebeln und Basilikumstreifen in einer Salatschüssel mit Essig und Öl vorsichtig mischen, mit Salz und Pfeffer würzen.

4. Zum Servieren den Hüttenkäse auf Teller verteilen und mit dem Paprikapulver bestäuben. Den Tomaten-Avocado-Salat darauf anrichten, mit dem beiseitegelegten Basilikum garnieren und mit den Pinienkernen bestreuen. Je 1 Scheibe Brot dazu reichen.

mit gesunden Fettsäuren

eiweißreich

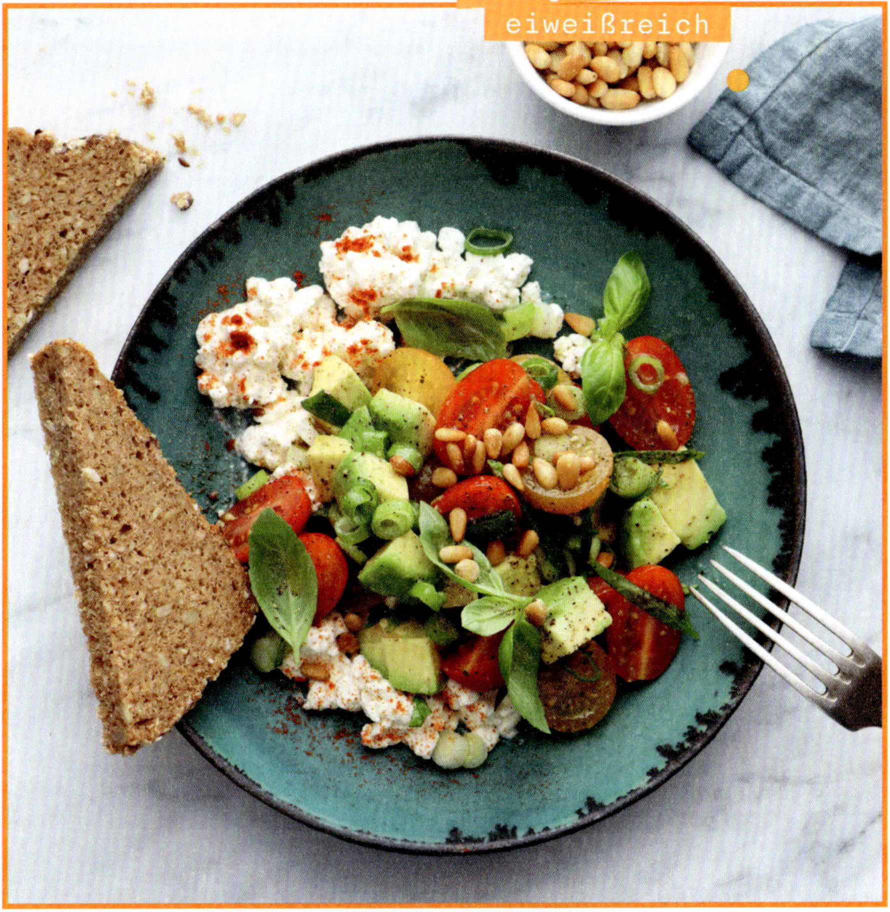

TIPP:

Avocados gelten zu Recht als echte Allroundtalente in Sachen Gesundheit. Sie schützen mit viel Vitamin E die Zellen, stärken dank ihres hohen Magnesiumgehalts die Muskeln und sind mit ihren B-Vitaminen bestes „Nervenfutter". Vor allem punkten Avocados aber mit ihren ungesättigten Fettsäuren, die lang anhaltend satt machen und Entzündungen im Stoffwechsel bekämpfen.

Amarant-Bircher-Müsli mit Erdbeeren

Für 2 Personen
Zubereitung: 20 Minuten
Quellen: 8 Stunden
(über Nacht)

30 g Amarant
50 g Haselnusskerne
1 säuerlicher Apfel
(z. B. Boskop)
50 g zarte Haferflocken
200 g Joghurt (1,5 % Fett)
200 g Erdbeeren

Pro Portion: ca. 450 kcal,
16 g EW, 20 g F, 47 g KH

1. Am Vorabend den Amarant in einem Sieb gründlich abbrausen und abtropfen lassen. Die Haselnüsse grob hacken. Den Apfel waschen und auf der Gemüsereibe rundum bis auf das Kerngehäuse raspeln.

2. Den abgetropften Amarant mit gehackten Haselnüssen, Apfelraspeln und Haferflocken in eine Schüssel geben. 150 ml Wasser untermischen und die Müslimischung abgedeckt im Kühlschrank etwa 8 Stunden, am besten über Nacht, ziehen lassen.

3. Am nächsten Morgen den Joghurt unter das Müsli mischen und alles auf Schalen verteilen. Die Erdbeeren waschen, putzen und je nach Größe halbieren oder vierteln. Die Erdbeeren auf dem Müsli anrichten. Zur Abwechslung können Sie das Müsli natürlich auch mit anderen Beeren wie Him- oder Brombeeren zubereiten und zuletzt – für eine Extraportion Omega-3-Fettsäuren – nach Belieben noch jeweils 1 EL Leinöl darüberträufeln.

ballaststoffreich
mit viel Vitamin C

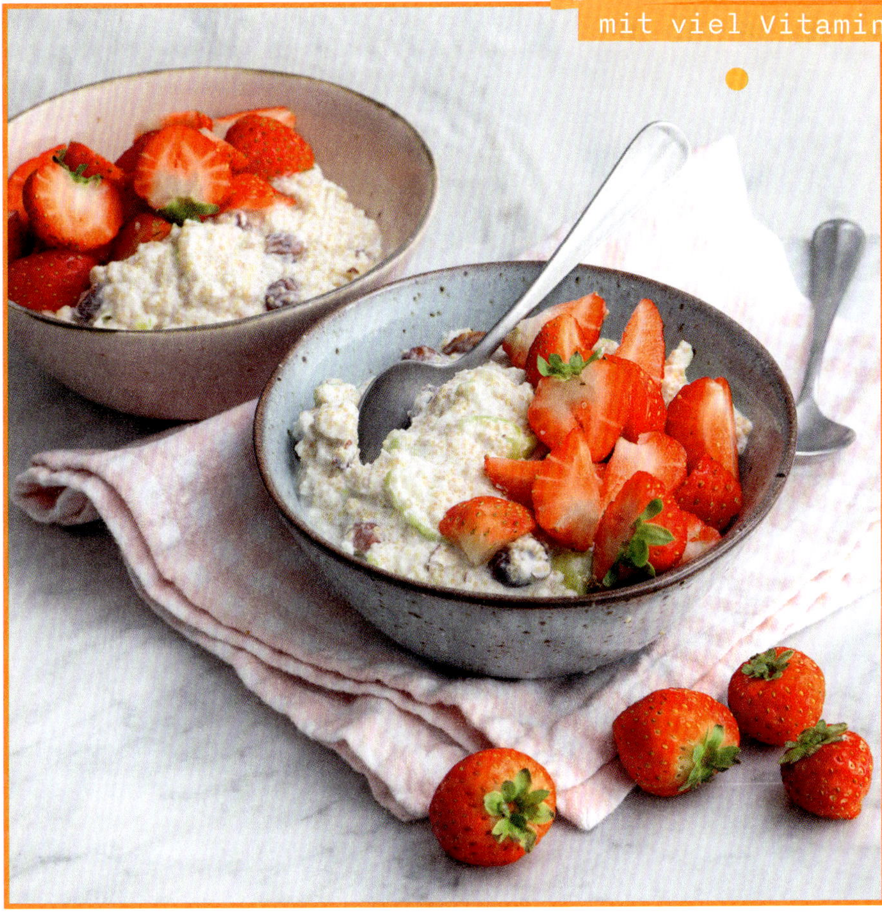

TIPP:

Mit diesem Müsli stärken Sie sich am Morgen mit viel Magnesium, Eisen und B-Vitaminen – allesamt Nährstoffe, die den Energiehaushalt und das Immunsystem pushen. In den Haferflocken stecken darüber hinaus reichlich Beta-Glukane. Diese löslichen Superballaststoffe halten den Blutzucker- und Cholesterinspiegel in Schach und sorgen für eine gute Sättigung.

Buchweizen-Bowl mit Vanille-Skyr

Für 2 Personen
Zubereitung: 30 Minuten

100 g Buchweizen
Salz
300 g Skyr
1 TL gemahlene Vanille
400 g Pfirsiche
20 g Mandeln

Pro Portion: ca. 415 kcal,
27 g EW, 8 g F, 60 g KH

1. Den Buchweizen in einem Sieb abbrausen und in einem Topf in leicht gesalzenem Wasser nach Packungsanweisung bissfest garen.

2. In der Zwischenzeit den Skyr mit der Vanille in einer Schüssel glatt verrühren. Die Pfirsiche waschen, halbieren und entsteinen. Drei Viertel der Pfirsichstücke klein würfeln, die restlichen zum Garnieren in dünne Scheiben schneiden. Die Pfirsichwürfel unter den Vanille-Skyr heben. Die Mandeln grob hacken und in einer Pfanne ohne Fett hell anrösten, herausnehmen und abkühlen lassen.

3. Den gegarten Buchweizen auf Schalen verteilen. Skyr-Mix und Pfirsichscheiben darauf anrichten und alles mit den Mandeln bestreuen. Wer mag, garniert die Bowls noch mit in feine Streifen geschnittener Zitronenmelisse. Sie mögen es vegan? Dann verwenden Sie einfach eine pflanzliche Skyr-Alternative.

eiweißreich
glutenfrei

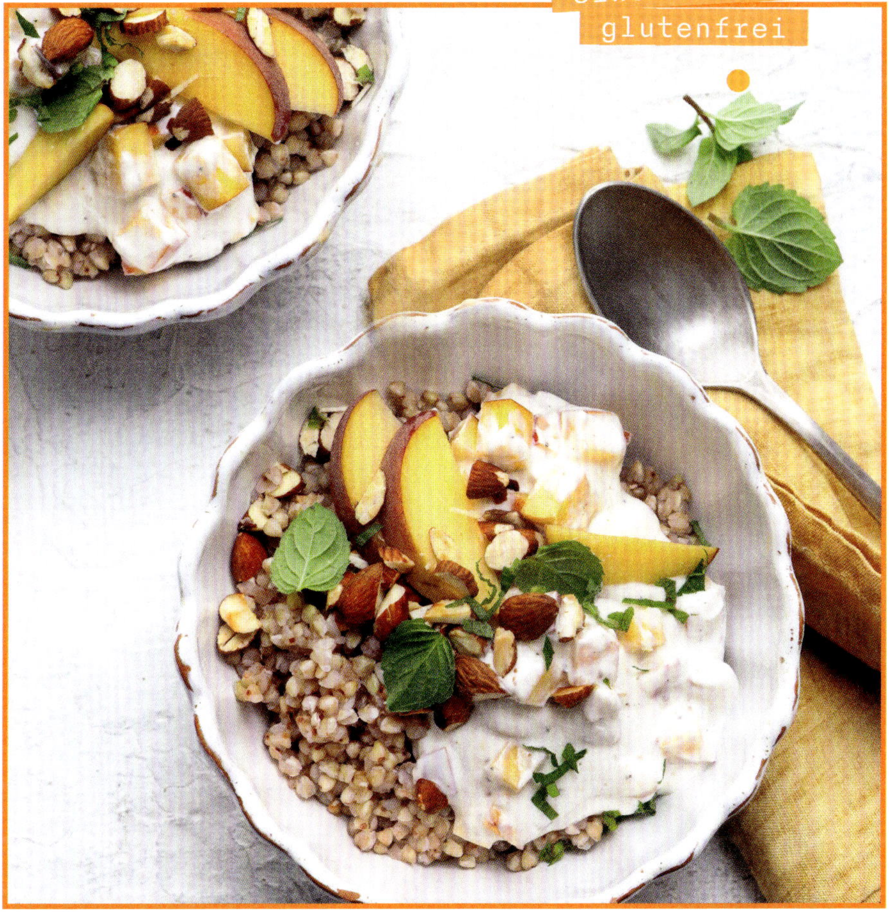

TIPP:

Skyr enthält kaum Fett, aber viel Eiweiß und ist daher ein Top-Lebensmittel, um unliebsame Pfunde loszuwerden. Denn Proteine stabilisieren den Blutzucker und machen auf gesunde Weise satt. Außerdem tragen sie zum Erhalt der Muskelmasse bei – das ist beim Abnehmen wichtig, weil Muskeln (gespeichertes) Fett verbrennen, und das sogar, während wir schlafen.

Gemüsepaella mit Artischocken

Für 2 Personen
Zubereitung: 45 Minuten

1 rote Zwiebel
1 Knoblauchzehe
1 kleine Fenchelknolle (mit Grün)
2 EL Olivenöl
125 g Vollkornreis (Mittelkorn)
½ TL rosenscharfes Paprikapulver
350 ml vegane Gemüsebrühe
Salz, Pfeffer aus der Mühle
je 1 rote und gelbe Paprikaschote
150 g Artischockenherzen (aus der Dose)
50 g Cocktailtomaten
1 EL gehackte Mandeln
50 g tiefgekühlte Erbsen (angetaut)
1 EL gehackte Petersilie

Pro Portion: ca. 510 kcal, 14 g EW, 18 g F, 62 g KH

1. Die Zwiebel schälen, halbieren und in feine Streifen schneiden. Knoblauch schälen und fein würfeln. Den Fenchel putzen, waschen, vierteln und quer in etwa 1 cm breite Streifen schneiden, das Fenchelgrün beiseitelegen.

2. Zwiebel, Knoblauch und Fenchel in einer großen Pfanne im Öl bei mittlerer Hitze 2 bis 3 Minuten andünsten, dann herausnehmen. Den Reis in das verbliebene Bratfett geben, mit Paprika würzen und 1 bis 2 Minuten unter Rühren dünsten. Die Brühe angießen, alles salzen und pfeffern, einmal aufkochen und mit geschlossenem Deckel bei schwacher Hitze etwa 15 Minuten garen, ab und zu umrühren.

3. Inzwischen die Paprikaschoten längs vierteln, entkernen, waschen und grob würfeln. Mit dem Fenchel-Mix zum Reis geben, noch etwa 15 Minuten garen.

4. Artischocken abtropfen lassen und längs vierteln. Die Tomaten waschen, halbieren und am Ende der Garzeit mit Artischocken, Mandeln und Erbsen unter die Paella rühren und alles noch etwa 3 Minuten garen. Die Paella nochmals mit Salz und Pfeffer abschmecken, auf Tellern anrichten und mit der Petersilie und dem Fenchelgrün bestreuen. Nach Belieben Bio-Zitronenspalten dazu reichen.

reich an Bitterstoffen
vegan

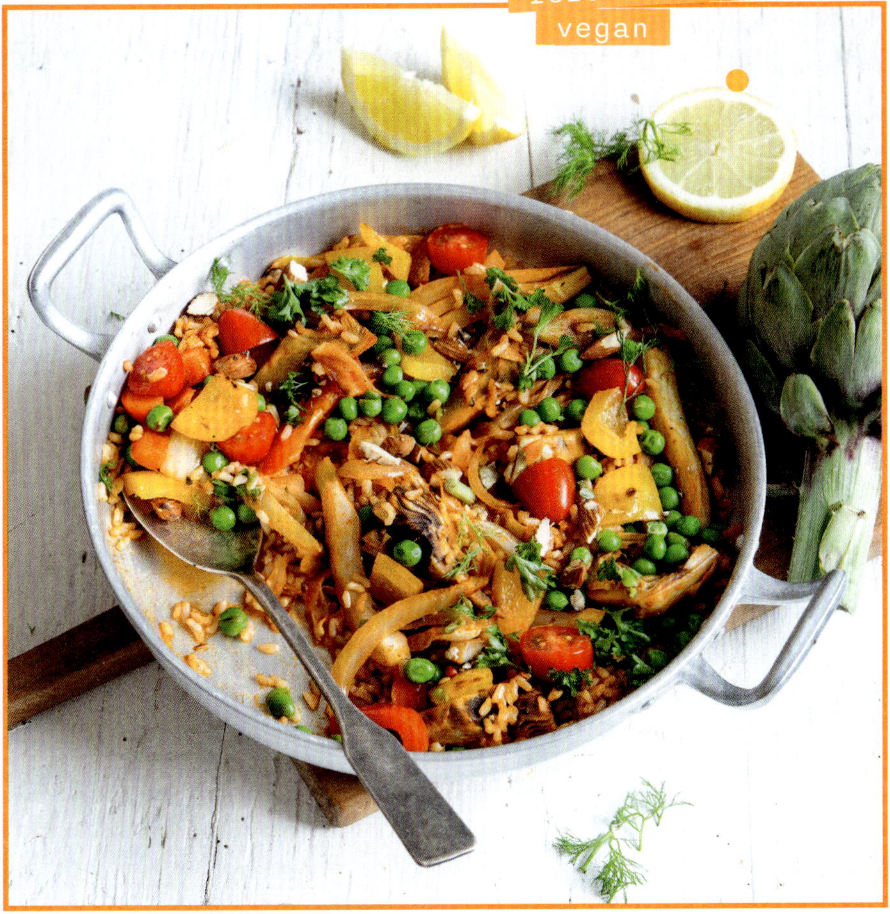

TIPP:

Artischocken sind reich an Bitterstoffen, die die Verdauung und Fettverbrennung fördern und damit Leber und Galle entlasten. „Bittere" Lebensmittel, zu denen auch Radicchio, Chicorée und Grapefruits zählen, sollten daher öfter auf dem Speiseplan stehen, wenngleich sie geschmacklich nicht jedermanns Sache sind. Der positive Nebeneffekt: Man verliert so auch nach und nach die Lust auf Süßes.

Bärlauchknödel mit Pilzsauce

Für 2 Personen
Zubereitung: 40 Minuten

140 g Vollkornbrot oder -brötchen
150 g Bärlauch (ersatzweise Blattspinat oder Lauch)
1 ½ EL Rapsöl
150 g Magerquark
1 Ei (Größe M)
20 g Vollkornmehl
Salz, Pfeffer aus der Mühle
400 g braune Champignons
1 Zwiebel
300 ml Gemüsebrühe
3 EL Mandelmus
1 TL mittelscharfer Senf

Pro Portion: ca. 530 kcal, 31 g EW, 23 g F, 48 g KH

1. Für die Knödel Brot oder Brötchen in dünne Scheiben schneiden und in eine Schüssel geben. Den Bärlauch waschen, trocken tupfen, in Streifen schneiden und in einer Pfanne in 1 TL Öl mit geschlossenem Deckel bei mittlerer Hitze etwa 5 Minuten zusammenfallen lassen. Bärlauch mit Quark, Ei, Mehl, Salz und Pfeffer zum Brot geben und alles mischen. Die Masse etwa 5 Minuten ruhen lassen, dann nochmals mit den Händen glatt kneten und abgedeckt weitere 15 Minuten ruhen lassen.

2. Währenddessen die Pilze putzen, falls nötig, trocken abreiben und in Scheiben schneiden. Zwiebel schälen und fein würfeln. Reichlich Salzwasser in einem großen Topf aufkochen. Aus der Knödelmasse mit leicht angefeuchteten Händen 6 Knödel formen und diese im nur siedenden Wasser mit geschlossenem Deckel 15 bis 20 Minuten gar ziehen lassen.

3. In der Zwischenzeit Pilze und Zwiebel in einer Pfanne im übrigen Öl (1 EL) etwa 5 Minuten scharf anbraten. Mit der Brühe ablöschen, Mandelmus und Senf unterrühren. Die Sauce bei mittlerer Hitze noch etwa 4 Minuten köcheln lassen, salzen und pfeffern. Die Knödel mit einem Schaumlöffel aus dem Topf heben und mit der Pilzsauce anrichten. Nach Belieben mit Bärlauch oder Petersilie garnieren.

ballaststoffreich
vegetarisch

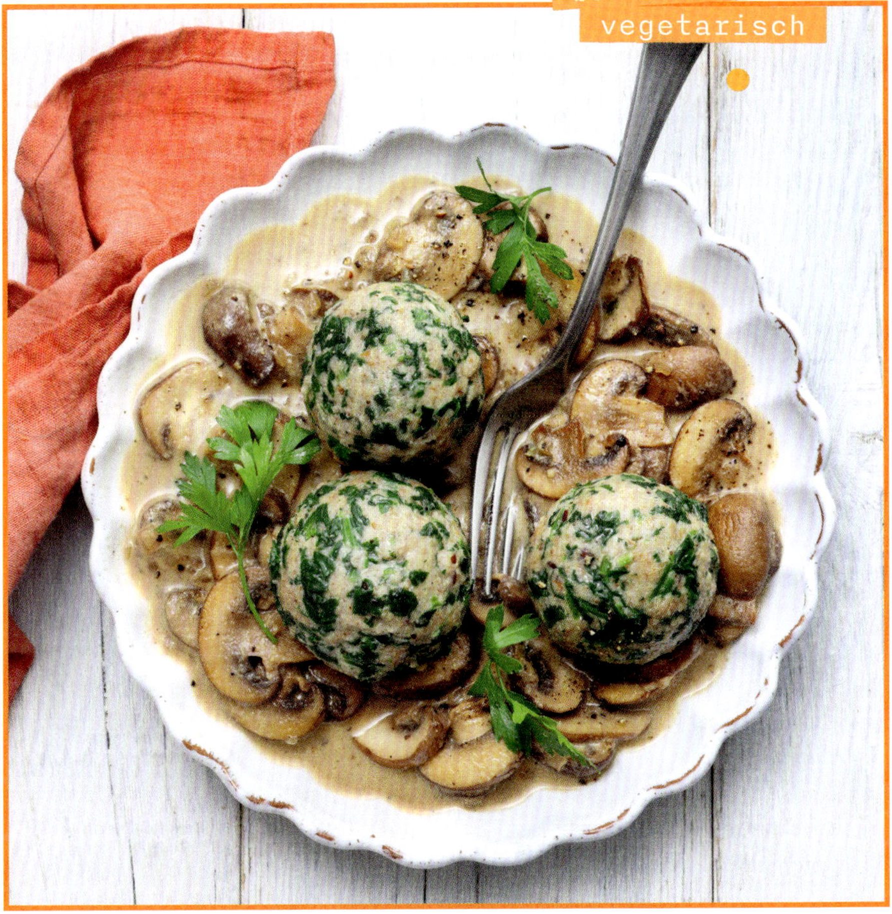

TIPP:

Champignons sind arm an Kalorien, aber reich an Pflanzeneiweiß und damit perfekt für die schlanke Küche. Wie all ihre Verwandten aus der Pilz-Familie liefern sie viele B-Vitamine, die den Energiestoffwechsel und das Nervensystem stärken. Ein weiteres Plus von Pilzen: Sie enthalten wertvolle Ballaststoffe, die den Blutzucker regulieren und das Sättigungsgefühl verbessern.

Linsen-Nudeln mit Tomatensauce

Für 2 Personen
Zubereitung: 30 Minuten

300 g Fenchel
1 kleine Zwiebel
2 Knoblauchzehen
¼ TL Fenchelsamen
(ersatzweise getr. Thymian)
2 EL Olivenöl
1 EL Tomatenmark
200 g stückige Tomaten
(aus Glas oder Dose)
Salz, Pfeffer aus der Mühle
150 g kurze Linsen-Nudeln
(z. B. Spirelli)
80 g schwarze Kalamata-Oliven
(ohne Stein)

Pro Portion: ca. 505 kcal,
23 g EW, 21 g F, 54 g KH

1. Den Fenchel putzen, waschen und vierteln, dabei den harten Strunk entfernen. Die Fenchelviertel in etwa 1 cm große Würfel schneiden. Zwiebel und Knoblauch schälen und fein würfeln. Die Fenchelsamen im Mörser leicht andrücken.

2. Das Öl in einem Topf erhitzen, das Gemüse darin etwa 5 Minuten anbraten. Das Tomatenmark dazugeben und etwa 1 Minute mitrösten. Dann die stückigen Tomaten hinzufügen und alles mit Salz, Pfeffer und Fenchelsamen würzen. Die Sauce einmal kurz aufkochen, dann mit geschlossenem Deckel bei mittlerer Hitze etwa 15 Minuten köcheln lassen.

3. Inzwischen die Nudeln in reichlich kochendem Salzwasser nach Packungsanweisung bissfest garen (Achtung, Pasta aus Hülsenfrüchten gart schnell weich!). Die Nudeln in ein Sieb abgießen und gut abtropfen lassen, dabei 1 Tasse Nudelkochwasser auffangen.

4. Die Oliven unter die Tomatensauce mischen und kurz darin erhitzen. Die Nudeln unter den Sugo heben und so viel Nudelkochwasser untermischen, bis die Sauce eine sämige Konsistenz hat. Die Pasta auf Tellern anrichten und nach Belieben mit Fenchelgrün garnieren.

reich an Lykopin
vegan

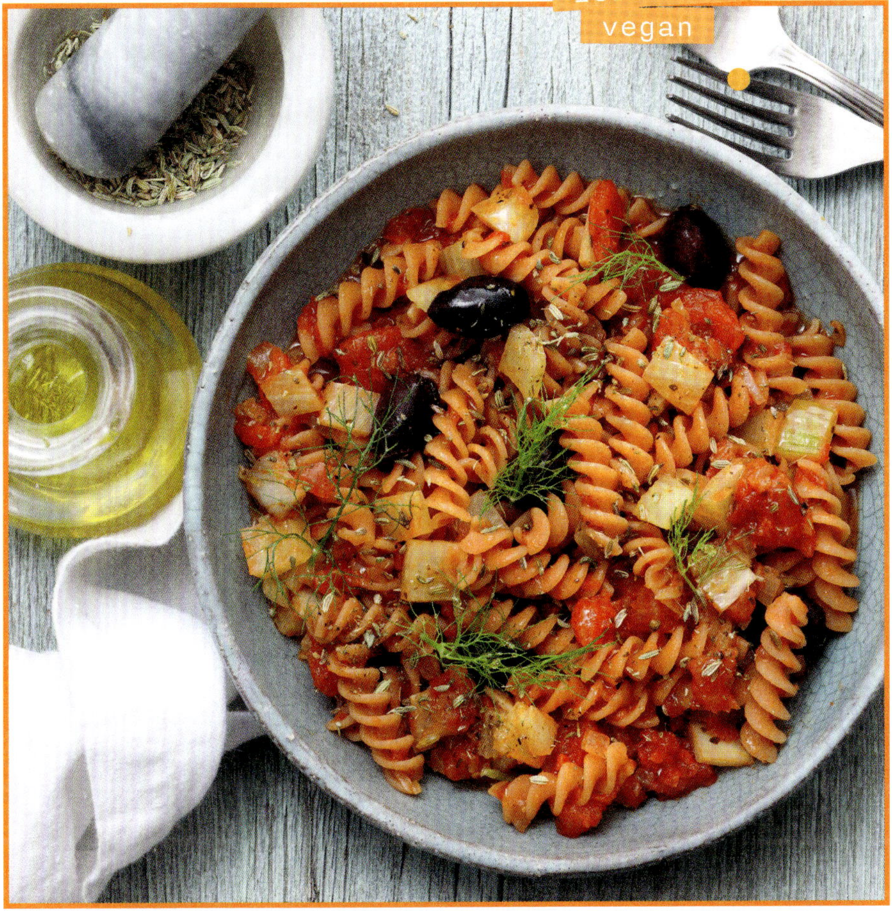

TIPP:

Dass Tomaten auf die Liste der gesündesten Lebenmittel gehören, haben sie vor allem ihrem Inhaltsstoff Lykopin zu verdanken. Dieses Carotinoid zählt zu den stärksten Antioxidantien überhaupt, es schützt unsere Zellen und wirkt antientzündlich. Das Besondere: Der Anteil an Lykopin nimmt zu, wenn Tomaten erhitzt werden. Viel davon steckt daher in Dosentomaten und Tomatenmark.

Kichererbsen-Tikka-Masala

Für 2 Personen
Zubereitung: 35 Minuten

100 g Naturreis
Salz
1 Zwiebel
2 Knoblauchzehen
40 g Ingwer
2 EL Rapsöl
½ TL gemahlener Kreuzkümmel
1 TL Garam Masala
1 TL gemahlene Kurkuma
300 g stückige Tomaten
(aus Glas oder Dose)
250 g Kichererbsen
(aus Glas oder Dose)
100 g Joghurt (1,5 % Fett)
Pfeffer aus der Mühle
4 Stiele Koriandergrün

Pro Portion: ca. 495 kcal,
18 g EW, 15 g F, 67 g KH

1. Den Reis in einem Sieb abbrausen und in einem Topf in ausreichend Salzwasser nach Packungsanweisung bissfest garen.

2. Inzwischen Zwiebel, Knoblauch und Ingwer schälen. Die Zwiebel fein würfeln, Knoblauch und Ingwer fein reiben. Das Öl in einer Pfanne erhitzen und Zwiebel, Knoblauch und Ingwer darin bei mittlerer Hitze etwa 5 Minuten anbraten. Kreuzkümmel, Garam Masala und Kurkuma dazugeben und kurz mitbraten.

3. Die stückigen Tomaten dazugeben und alles einmal kurz aufkochen. Danach mit geschlossenem Deckel bei schwacher Hitze noch etwa 10 Minuten köcheln lassen.

4. Die Kichererbsen in einem Sieb abbrausen und gut abtropfen lassen. Nach der Garzeit mit dem Joghurt in die Pfanne zur Tomatenmischung geben und darin erhitzen.

5. Koriandergrün waschen, trocken tupfen, die Blätter abzupfen und fein hacken. Das Tikka Masala nochmals mit Salz, Pfeffer und Gewürzen abschmecken, danach mit dem Reis auf Tellern anrichten und zuletzt mit dem Koriander bestreuen. Wer möchte, nimmt veganen Joghurt auf Sojabasis – dann ist das Tikka Masala vegan.

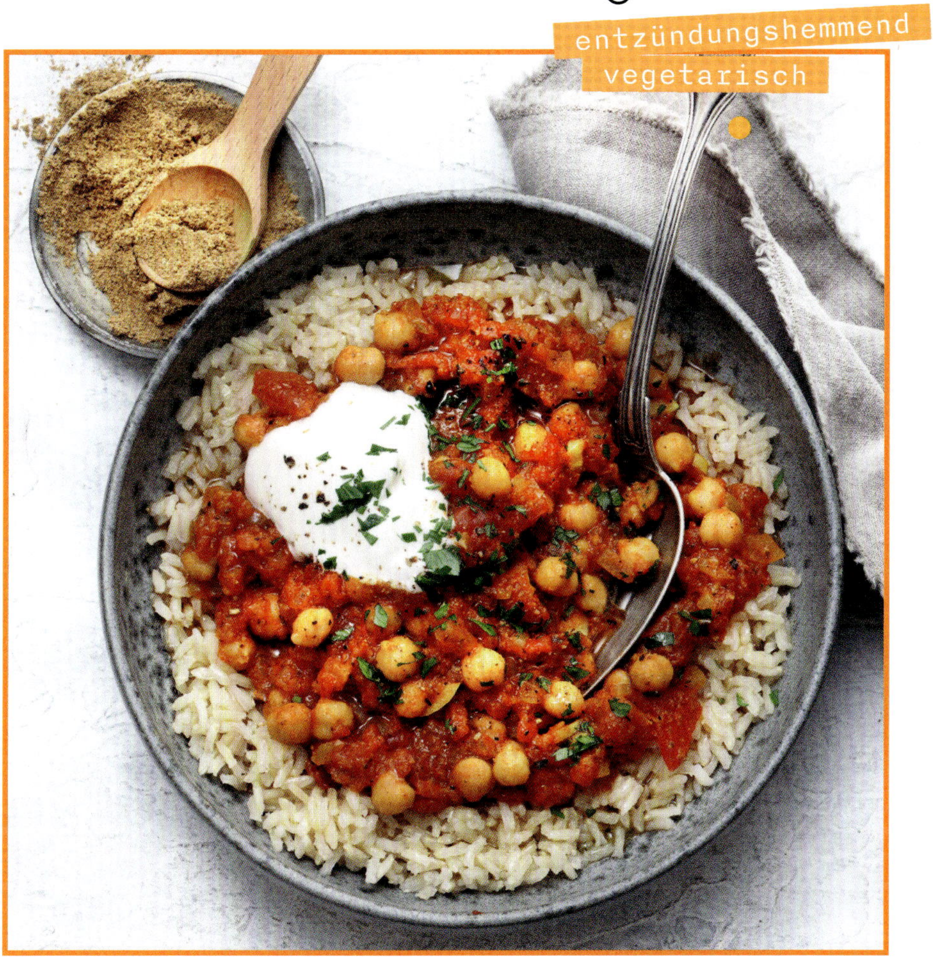

TIPP:

Für die leuchtgelbe Farbe und den scharfen Geschmack von Kurkuma ist der sekundäre Pflanzenstoff Curcumin verantwortlich. Der sorgt auch dafür, dass Kurkuma unter anderem die Verdauung anregen, die Durchblutung fördern und Entzündungen hemmen kann. Gut zu wissen: Kurkuma wird vom Körper besonders gut aufgenommen, wenn man sie mit Pfeffer (Peperin) kombiniert.

Asia-Gemüse-Wok mit Tempeh

Für 2 Personen
Zubereitung: 25 Minuten

1 Knoblauchzehe
30 g Ingwer
1 rote Paprikaschote
200 g Brokkoli
100 g Pak Choi
1 Limette
2 EL Rapsöl
6 EL Sojasauce
2 EL Erdnussmus
½ TL Chiliflocken (Pul biber)
200 g Tempeh
3 EL Erdnusskerne

Pro Portion: ca. 575 kcal,
36 g EW, 36 g F, 19 g KH

1. Knoblauch und Ingwer schälen und fein reiben. Paprikaschote längs vierteln, entkernen, waschen und die Viertel quer in dünne Streifen schneiden. Den Brokkoli putzen, waschen und in Röschen teilen. Pak Choi waschen, längs halbieren und den harten Strunk entfernen, den Pak Choi quer in etwa 1 cm breite Streifen schneiden. Limette halbieren und auspressen.

2. Im Wok oder in einer Pfanne 1 EL Öl erhitzen und Knoblauch, Ingwer, Paprika, Brokkoli und die Pak-Choi-Streifen darin etwa 5 Minuten unter Rühren anbraten. Dann mit 4 EL Sojasauce und 150 ml Wasser ablöschen und aufkochen. Erdnussmus dazugeben und so lange einrühren, bis es sich vollständig aufgelöst hat. Alles mit Chili und Limettensaft würzen und mit geschlossenem Deckel bei schwacher Hitze noch etwa 5 Minuten köcheln lassen.

3. Währenddessen den Tempeh in 1 bis 2 cm große Würfel schneiden. Das restliche Öl (1 EL) in einer Pfanne erhitzen und die Tempehwürfel darin rundum goldbraun anbraten. Mit der restlichen Sojasauce (2 EL) beträufeln und die Würfel noch etwa 15 Sekunden unter Rühren braten, bis sie vollständig davon ummantelt sind. Die Erdnüsse grob hacken. Das Wokgemüse mit dem Tempeh auf Tellern anrichten und mit den Nüssen bestreuen.

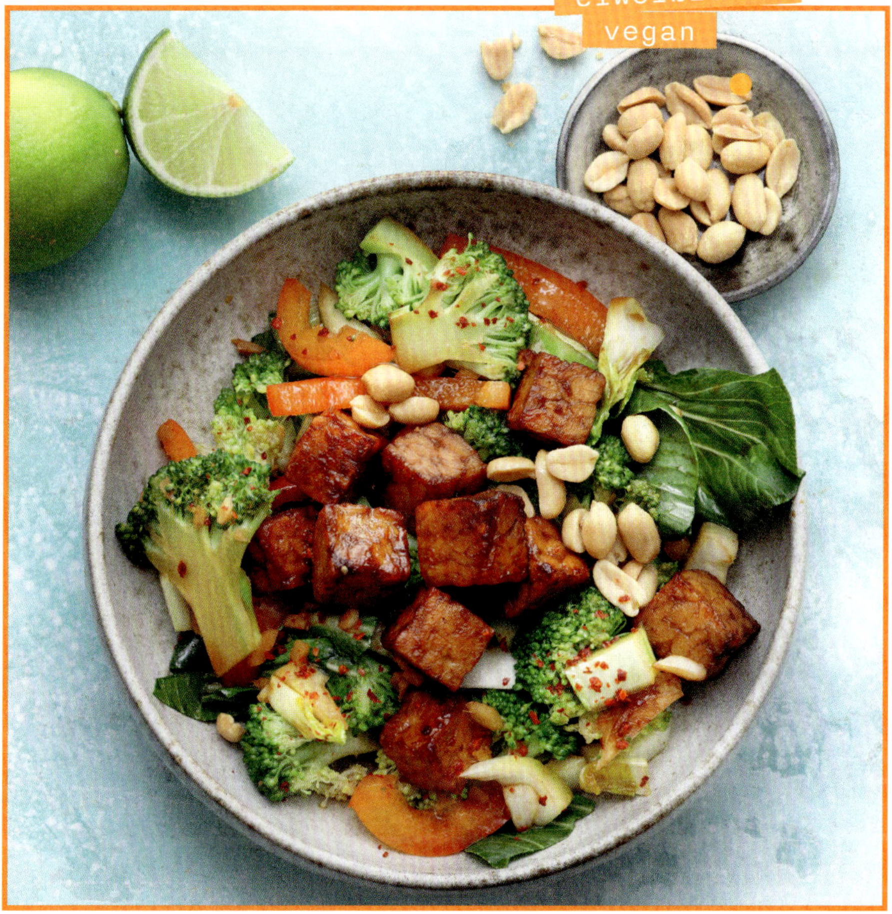

TIPP:

Tempeh stammt ursprünglich aus Indonesien und wird aus fermentierten Sojabohnen hergestellt. Durch die Fermentation entstehen Milchsäurebakterien, die gut fürs Darmmikrobiom sind und nach neuesten Studien auch beim Abnehmen helfen können (siehe Seite 22). Zudem ist Tempeh eine Top-Quelle für pflanzliches Eiweiß und damit ein gesunder Sattmacher.

Grüne Frittata mit Pflücksalat

Für 2 Personen
Zubereitung: 25 Minuten

1 Zucchini (ca. 250 g)
2 Frühlingszwiebeln
3 EL Rapsöl
150 g tiefgekühlte Erbsen
4 Eier (Größe M)
50 ml Milch (1,5 % Fett)
Salz, Pfeffer aus der Mühle
50 g Pflücksalat
1 kleine Handvoll Gartenkresse
2 EL Sonnenblumenkerne
1 EL Aceto balsamico
1 TL mittelscharfer Senf

Pro Portion: ca. 480 kcal,
26 g EW, 33 g F, 17 g KH

1. Zucchini putzen, waschen, nach Belieben längs halbieren, dann quer in dünne Scheiben schneiden. Frühlingszwiebeln putzen, waschen und in dünne Ringe schneiden. In einer kleinen Pfanne 2 EL Öl erhitzen und Zucchinischeiben, Frühlingszwiebeln und tiefgekühlte Erbsen darin etwa 4 Minuten anbraten.

2. Eier mit Milch, Salz und Pfeffer verquirlen, über dem Gemüse in der Pfanne verteilen und die Frittata bei mittlerer Hitze etwa 3 Minuten stocken lassen. Anschließend die Frittata mit dem Pfannenwender, falls nötig, vom Boden lösen, auf einen Teller stürzen und zurück in die Pfanne gleiten lassen. Danach die andere Seite ebenfalls 2 bis 3 Minuten braten.

3. Inzwischen den Salat verlesen, waschen und trocken schleudern. Die Kresse in einem Sieb abbrausen und trocken tupfen. Die Sonnenblumenkerne nach Belieben in einer kleinen Pfanne ohne Fett hell anrösten, herausnehmen und abkühlen lassen.

4. Für die Vinaigrette das übrige Öl (1 EL) mit Essig und Senf verrühren, salzen und pfeffern. Die Frittata in Stücke schneiden und auf Tellern anrichten, mit Salat und Kresse toppen. Mit der Vinaigrette beträufeln und mit den Sonnenblumenkernen bestreuen.

reich an Senfölen
vegetarisch

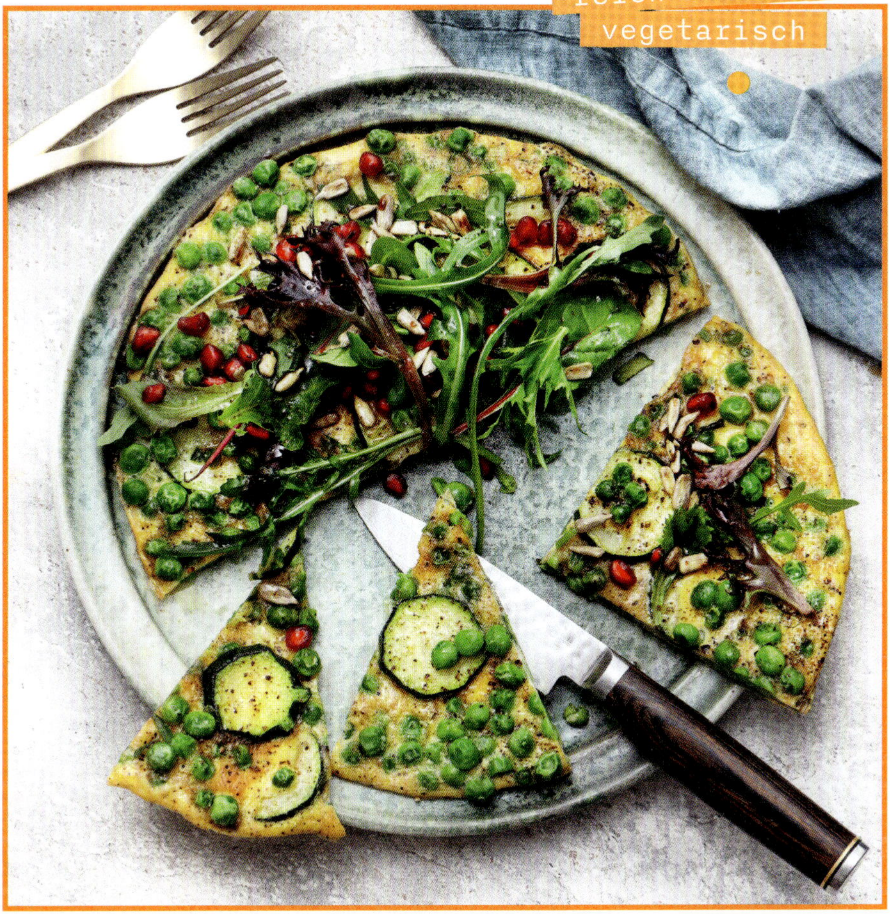

TIPP:

Es gibt gute Gründe, jedes Gericht mit Zwiebel, Knoblauch, Schnittlauch oder Frühlingszwiebel zu würzen: Sie alle enthalten Sulfide, schwefelhaltige Pflanzenstoffe, die gleich mehrfach die Gesundheit unserer Blutgefäße unterstützen: Sie bekämpfen freie Radikale, senken den Cholesterinspiegel, wirken positiv gegen Bluthochdruck und können Thrombosen verhindern.

Kartoffelgulasch mit Bohnen

Für 2 Personen
Zubereitung: 35 Minuten

250 g vorwiegend festkochende Kartoffeln
2 Zwiebeln
1 Knoblauchzehe
1 orangefarbene Paprikaschote
2 EL Rapsöl
1 EL Tomatenmark
1 TL edelsüßes Paprikapulver
½ TL rosenscharfes Paprikapulver
1 TL ganzer Kümmel
600 ml Gemüsebrühe
1 Dose weiße Bohnen (ca. 250 g Abtropfgewicht)
Salz, Pfeffer aus der Mühle
30 g saure Sahne (10 % Fett)
2 EL Schnittlauchröllchen
2 Scheiben Vollkornbrot (à ca. 50 g)

Pro Portion: ca. 495 kcal, 19 g EW, 16 g F, 67 g KH

1. Die Kartoffeln schälen, waschen und in etwa 1 cm große Würfel schneiden. Zwiebeln und Knoblauch schälen und in feine Würfel schneiden. Die Paprikaschote längs halbieren, entkernen, waschen und in etwa 1 cm große Würfel schneiden.

2. Das Öl in einem Topf erhitzen und das vorbereitete Gemüse darin etwa 2 Minuten anbraten. Das Tomatenmark und die Gewürze dazugeben und etwa 1 Minute mitbraten. Die Brühe angießen und alles kurz aufkochen, danach das Kartoffelgulasch mit geschlossenem Deckel bei mittlerer Hitze etwa 15 Minuten köcheln lassen.

3. Inzwischen die Bohnen in einem Sieb kalt abbrausen und abtropfen lassen. Nach der Garzeit die Bohnen zum Gulasch geben und darin kurz erhitzen.

4. Das Gulasch mit Salz und Pfeffer abschmecken und auf tiefe Teller oder Schalen verteilen. Jeweils mit 1 Klecks saurer Sahne und Schnittlauchröllchen garnieren und das Vollkornbrot dazu reichen.

reich an Antioxidantien
vegetarisch

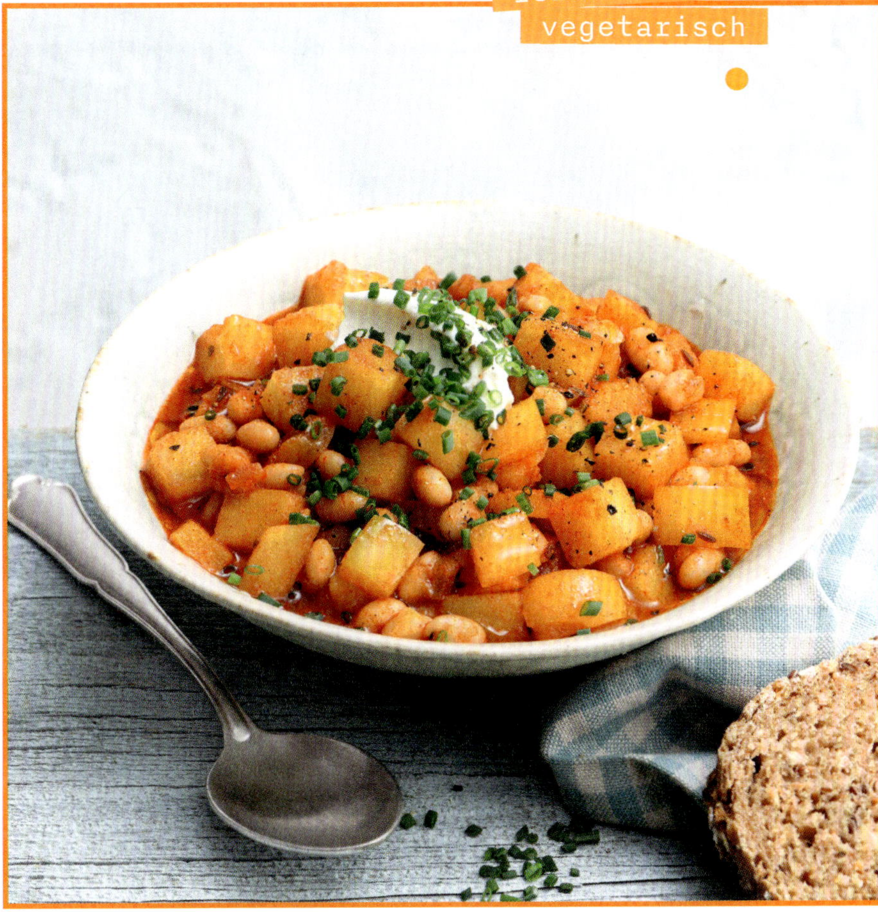

TIPP:

„Mehr Gemüse" lautet die erste Regel im Kampf gegen Bauchfett. Eine ideale Strategie ist dabei der Tausch von tierischen gegen pflanzliche Produkte – wie hier Bohnen statt Fleisch. Hülsenfrüchte sind so gesund, weil sie viel pflanzliches Eiweiß, aber nur wenig gesättigte Fettsäuren enthalten. Sie liefern wichtige Ballaststoffe, die die Verdauung unterstützen und länger satt machen.

Hirse-Taboulé mit Roter Beten

Für 2 Personen
Zubereitung: 40 Minuten

2 Rote Beten (ca. 300 g)
2 EL Olivenöl
Salz
100 g Hirse
4 Frühlingszwiebeln
1 Bund Petersilie
½ Zitrone
50 g Portulak (ersatzweise junger Spinat oder Rucola)
50 g Mini-Mozzarellakugeln light (8,5 % Fett)
2 EL Walnusskerne
Pfeffer aus der Mühle
4 EL Granatapfelkerne

Pro Portion: ca. 495 kcal,
17 g EW, 21 g F, 56 g KH

1. Den Backofen auf 180 °C (Umluft) vorheizen. Die Rote-Bete-Knollen putzen, schälen und in schmale Spalten schneiden. In einer Auflaufform mit 1 EL Öl und 1 Prise Salz mischen und im Ofen auf der mittleren Schiene etwa 35 Minuten garen.

2. Inzwischen die Hirse in einem Sieb abbrausen und in einem Topf in kochendem Salzwasser nach Packungsanweisung bissfest garen. Die Frühlingszwiebeln putzen, waschen und in dünne Ringe schneiden. Petersilie waschen, trocken tupfen, die Blätter abzupfen und fein hacken. Die Zitronenhälfte auspressen.

3. Portulak verlesen, waschen und trocken schleudern. Die Mozzarellakugeln abtropfen lassen und halbieren oder vierteln. Die Walnüsse grob hacken und nach Belieben in einer kleinen Pfanne ohne Fett hell anrösten, dann herausnehmen und abkühlen lassen.

4. Nach dem Garen die Hirse, falls nötig, in ein Sieb abgießen und abtropfen lassen. Anschließend mit Frühlingszwiebeln, Petersilie, Zitronensaft und übrigem Öl (1 EL) mischen, salzen und pfeffern. Die Roten Beten aus dem Ofen nehmen. Das Taboulé mit Roten Beten, Portulak und Mozzarella auf Tellern anrichten. Mit Walnüssen und Granatapfelkernen bestreuen.

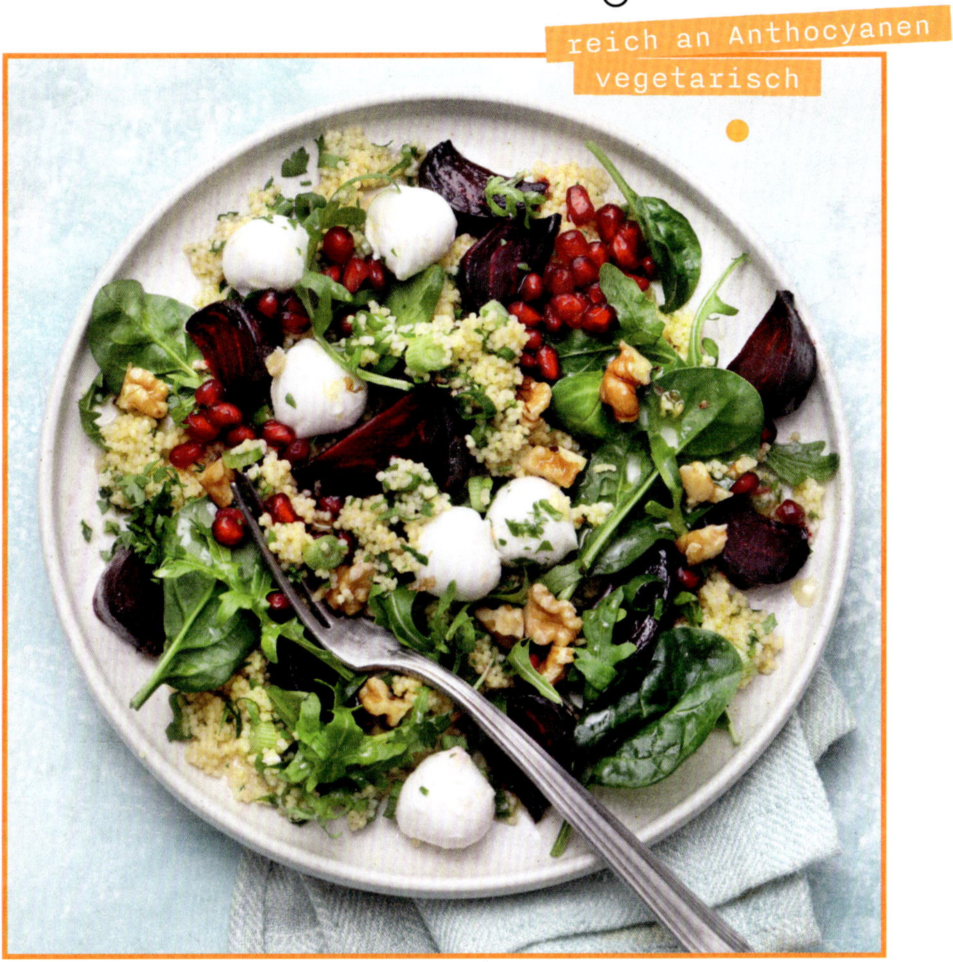

TIPP:

Rote Bete ist bestes Fit-Food und leistet mit ihren Inhaltsstoffen gute Dienste für die Gesundheit – und die schlanke Linie! Denn die Knolle enthält jede Menge wichtige Nährstoffe, aber kaum Kohlenhydrate und Kalorien. Besonders wirksame „Helfer" sind ihre Betanine – sekundäre Pflanzenstoffe, die vor Entzündungen, oxidativem Stress und Arteriosklerose schützen.

Teriyaki-Bowl mit Lachs

Für 2 Personen
Zubereitung: 35 Minuten

2 Knoblauchzehen
20 g Ingwer
4 EL Sojasauce
1 EL Aceto balsamico bianco
Saft von 1 Orange (ca. 100 ml)
80 g Quinoa
Salz
200 g Zuckerschoten
2 Frühlingszwiebeln
2 Möhren
2 EL geröstetes Sesamöl
2 Stücke Lachsfilet
(à ca. 100 g)
2 EL gerösteter Sesam

Pro Portion: ca. 665 kcal,
36 g EW, 32 g F, 50 g KH

1. Knoblauch und Ingwer schälen, in feine Scheiben schneiden und in einer Schale mit Sojasauce, Reisessig und 4 EL Orangensaft mischen. Die Quinoa in einem Sieb abbrausen und in einem Topf in kochendem Salzwasser nach Packungsanweisung bissfest garen.

2. Währenddessen die Zuckerschoten putzen, schräg in etwa 1 cm breite Stücke schneiden und in kochendem Salzwasser etwa 2 Minuten blanchieren. Die Schoten in ein Sieb abgießen, kalt abschrecken und gut abtropfen lassen. Die Frühlingszwiebeln putzen, waschen und in dünne Ringe schneiden. Die Möhren putzen, schälen und mit dem Sparschäler der Länge nach in breite Streifen hobeln. In einem Topf in 1 EL Öl etwa 3 Minuten andünsten. Übrigen Orangensaft (1 EL) untermischen, mit Salz würzen und auf der ausgeschalteten Herdplatte bis zur Verwendung stehen lassen.

3. Lachs trocken tupfen und in einer Pfanne im übrigen Öl (1 EL) auf beiden Seiten je 4 Minuten anbraten, dann aus der Pfanne nehmen. Die verbliebene Marinade sirupartig einkochen lassen, den Lachs darin schwenken und grob zerpflücken. Quinoa, Zuckerschoten, Möhren und Lachs in Schalen (Bowls) anrichten und mit der Marinade beträufeln. Zum Servieren mit Frühlingszwiebeln und Sesam bestreuen.

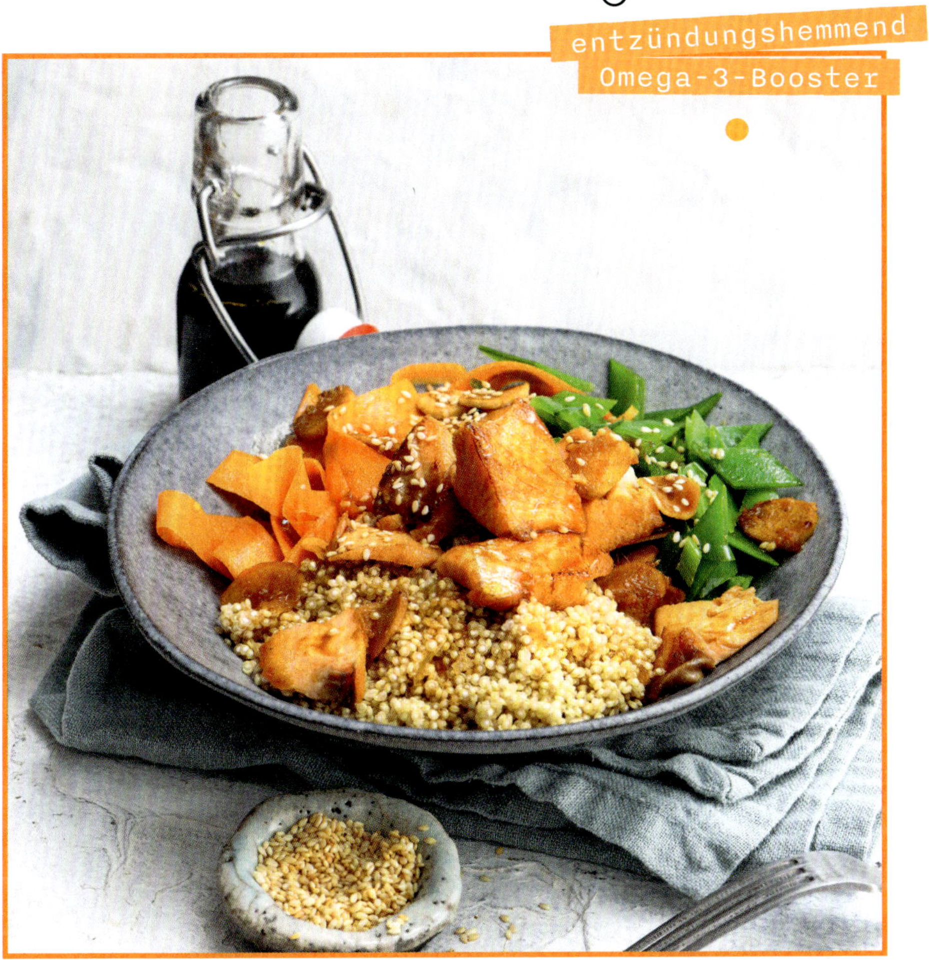

TIPP:

Kaltwasser-Meeresfische wie Lachs, Makrele oder Hering sind die beste Quelle für wertvolle Omega-3-Fettsäuren, die der Körper nicht selbst herstellen kann. Die Fettsäuren wirken gegen Entzündungen, die bei zu viel Bauchfett vermehrt auftreten können, haben einen positiven Einfluss auf unser Herz-Kreislauf-System und wirken außerdem stimmungsaufhellend.

Matjes mit Grüner Sauce

Für 2 Personen
Zubereitung: 35 Minuten

300 g kleine (vorwiegend) festkochende Kartoffeln (z.B. Drillinge)
1 Ei (Größe M)
1 Bund Kräuter für Frankfurter Sauce (Schnittlauch, Petersilie, Kerbel, Borretsch, Pimpinelle, Sauerampfer, Kresse)
150 g Salatgurke
150 g Joghurt (1,5 % Fett)
150 g Magerquark
1 EL Leinöl
1–2 TL mittelscharfer Senf
Salz, Pfeffer aus der Mühle
2 Matjesfilets (à ca. 100 g)

Pro Portion: ca. 490 kcal, 34 g EW, 23 g F, 34 g KH

1. Kartoffeln mit der Gemüsebürste gründlich waschen und samt Schale in einem Topf mit Wasser bedeckt aufkochen. Danach mit geschlossenem Deckel bei mittlerer Hitze 20 bis 25 Minuten garen.

2. Inzwischen das Ei in kochendem Wasser 10 Minuten hart kochen. Die Kräuter waschen, trocken tupfen, die Blätter abzupfen und fein hacken, den Schnittlauch in feine Röllchen schneiden. Die Gurke putzen, waschen und in kleine Würfel schneiden. Das Ei kalt abschrecken, pellen und ebenfalls klein hacken.

3. Für die Grüne Sauce Joghurt, Quark, gehacktes Ei, Kräuter, Gurke, Öl und 1 TL Senf in einer Salatschüssel gründlich mischen und nochmals mit etwas Senf, wenig Salz und Pfeffer abschmecken.

4. Die Kartoffeln abgießen, kurz ausdampfen lassen, nach Belieben pellen und noch warm mit den Matjesfilets und der Grünen Sauce auf Tellern anrichten.

mit viel Chlorophyll
eiweißreich

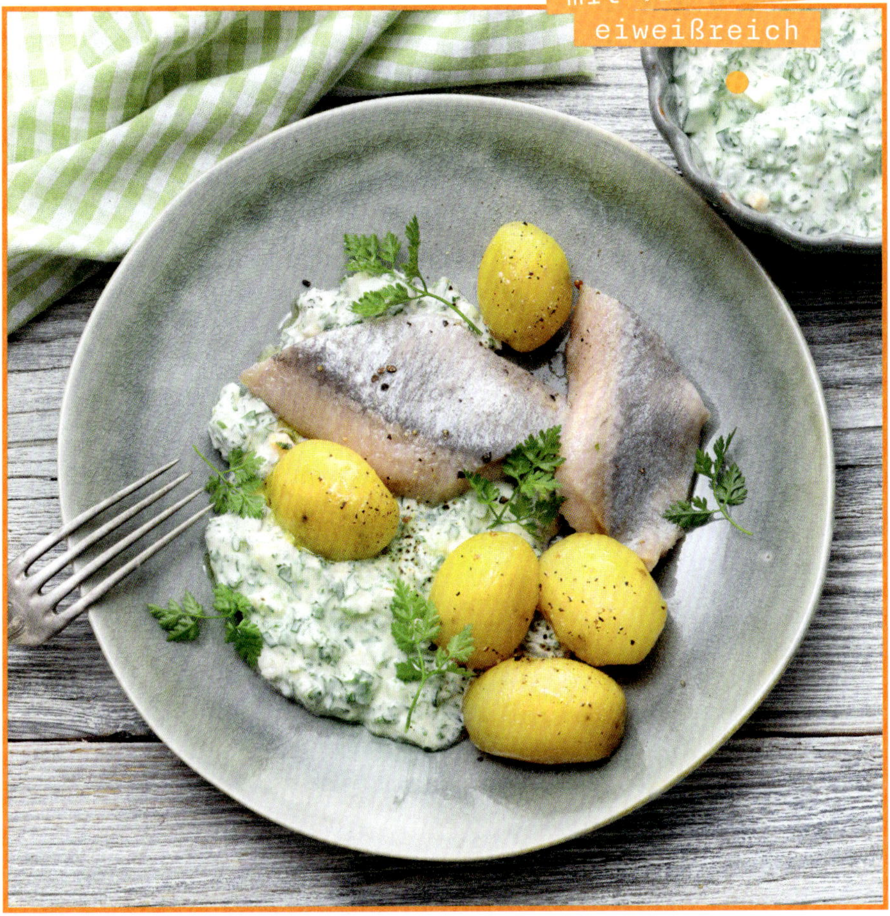

TIPP:

Viele kalorienreiche Klassiker lassen sich mit einfachen Tricks zu einer wesentlich leichteren, aber genauso feinen Variante abwandeln. Hier werden in der Grünen Sauce Schmand und Mayonnaise durch Joghurt und Magerquark ersetzt. Die Gurke, die normalerweise nicht als typische Zutat in die Frankfurter Grüne Sauce gehört, sorgt für Frische und zusätzliche Ballaststoffe.

Blumenkohl-„Risotto" mit Lachs

Für 2 Personen
Zubereitung: 40 Minuten

300 g Blumenkohl (ohne Grün)
1 Zwiebel
2 EL Olivenöl
80 g Graupen
600 ml Gemüsebrühe
2 Lachsfilets (à ca. 125 g)
Salz, Pfeffer aus der Mühle
1 Handvoll Rucola
40 g Ricotta (39 % Fett i. Tr.)
1–2 TL abgeriebene
Bio-Zitronenschale

Pro Portion: ca. 525 kcal,
36 g EW, 27 g F, 40 g KH

1. Den Blumenkohl putzen, waschen und ein Drittel davon in Röschen teilen, den Rest im Blitzhacker etwa auf Reiskorngröße raspeln. Die Zwiebel schälen und fein würfeln.

2. In einem Topf 1 EL Öl erhitzen und Zwiebel, Graupen und Blumenkohlraspel darin etwa 2 Minuten unter Rühren andünsten. Die Brühe angießen und alles offen bei schwacher bis mittlerer Hitze köcheln lassen, bis die Graupen gar sind und ein cremiger Risotto entstanden ist. Das dauert etwa 30 Minuten. Dabei immer wieder umrühren. Etwa 15 Minuten vor Ende der Garzeit die Blumenkohlröschen dazugeben und mitgaren.

3. Inzwischen die Lachsstücke waschen und trocken tupfen. Das restliche Öl (1 EL) in einer Pfanne erhitzen und die Lachsfilets darin auf jeder Seite etwa 4 Minuten braten. Sie sollen außen leicht gebräunt und innen noch saftig sein. Salzen und pfeffern.

4. Den Rucola verlesen, waschen und trocken schleudern, dabei die groben Stiele entfernen. Den Rucola grob hacken und mit dem Ricotta unter den fertigen Risotto heben. Den Risotto nochmals mit Zitronenschale, Salz und Pfeffer abschmecken und mit dem Lachs auf Tellern anrichten.

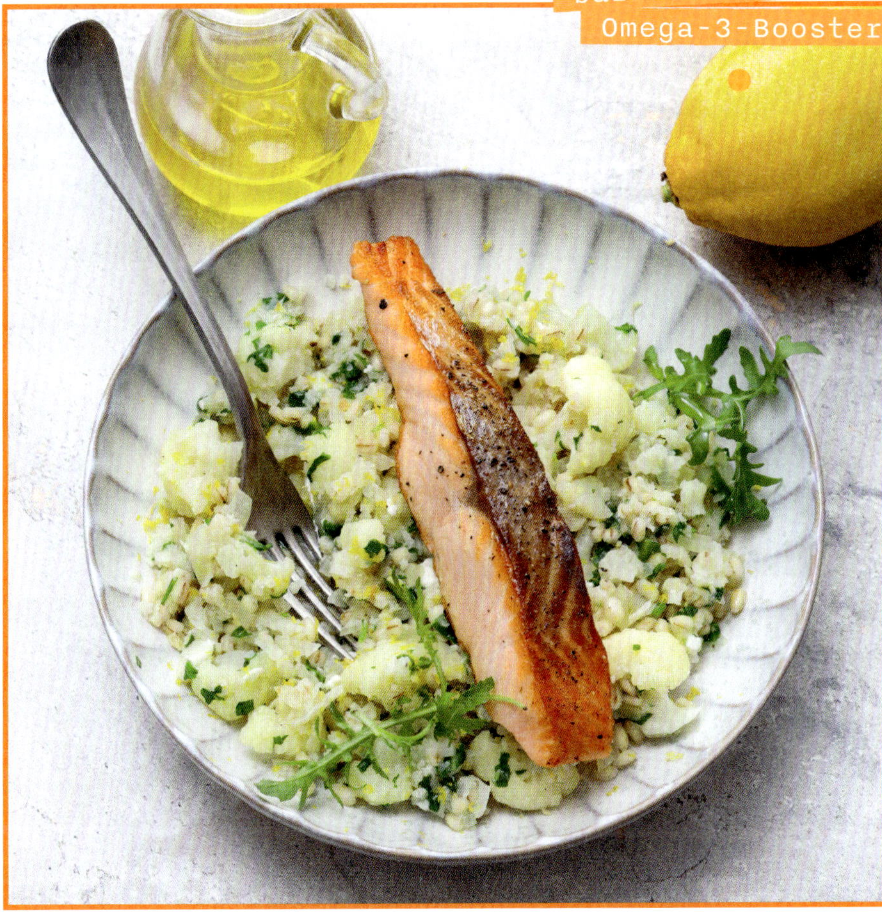

TIPP:

Wer gerne Risotto isst, aber auf sein Gewicht achten muss, für den ist dieses Rezept eine clevere Variante. Hier wird der Risottoreis durch Graupen ersetzt (Sie können auch eine andere vollwertige Alternative wie „Dinkel wie Reis" verwenden) und klein geraspeltes Gemüse untergemischt. So steigt die Nährstoffdichte und Sie haben weniger Kalorien aus Reisstärke auf dem Teller.

Hähnchen mit Spargel-Nudel-Salat

Für 2 Personen
Zubereitung: 30 Minuten

80 g kurze Vollkornnudeln (z. B. Spirelli)
Salz
4 getr. Tomaten
500 g grüner Spargel (ersatzweise Zucchini oder Fenchel)
250 g Hähnchenbrustfilet
4 EL Olivenöl
Salz, Pfeffer aus der Mühle
1 TL abgeriebene Bio-Zitronenschale
½ TL getr. Thymian
40 g Feta light (9 % Fett)
1 EL Aceto balsamico

Pro Portion: ca. 535 kcal, 43 g EW, 24 g F, 36 g KH

1. Nudeln in einem Topf in reichlich kochendem Salzwasser nach Packungsanweisung bissfest garen. In der Zwischenzeit die Tomaten in einer Tasse mit Wasser einweichen. Den Spargel waschen, im unteren Drittel schälen und die harten Enden abschneiden. Den Spargel in etwa 3 cm lange Stücke schneiden.

2. Die Hähnchenbrust trocken tupfen und in einer Pfanne in 1 EL Öl auf jeder Seite etwa 2 Minuten anbraten. An den Rand der Pfanne schieben, die Hitze reduzieren und den Spargel bei mittlerer Hitze etwa 10 Minuten braten, dabei ab und zu wenden, salzen und pfeffern.

3. Die Nudeln in ein Sieb abgießen und gut abtropfen lassen. Die Tomaten abgießen und in Streifen schneiden, dabei das Einweichwasser auffangen. 1 EL Öl mit der Zitronenschale verrühren. Das Fleisch aus der Pfanne nehmen und zwischen zwei Tellern warm halten.

4. Nudeln, Tomaten, übriges Öl (2 EL), Thymian und Tomateneinweichwasser nach Belieben zum Spargel geben. Alles mischen und mit Salz und Pfeffer abschmecken. Das Fleisch quer in Scheiben schneiden und mit dem Nudelsalat auf Tellern anrichten. Das Hähnchen mit dem Zitronenöl beträufeln. Den Feta über den Salat krümeln und mit Essig beträufeln.

eiweißreich
entwässernd

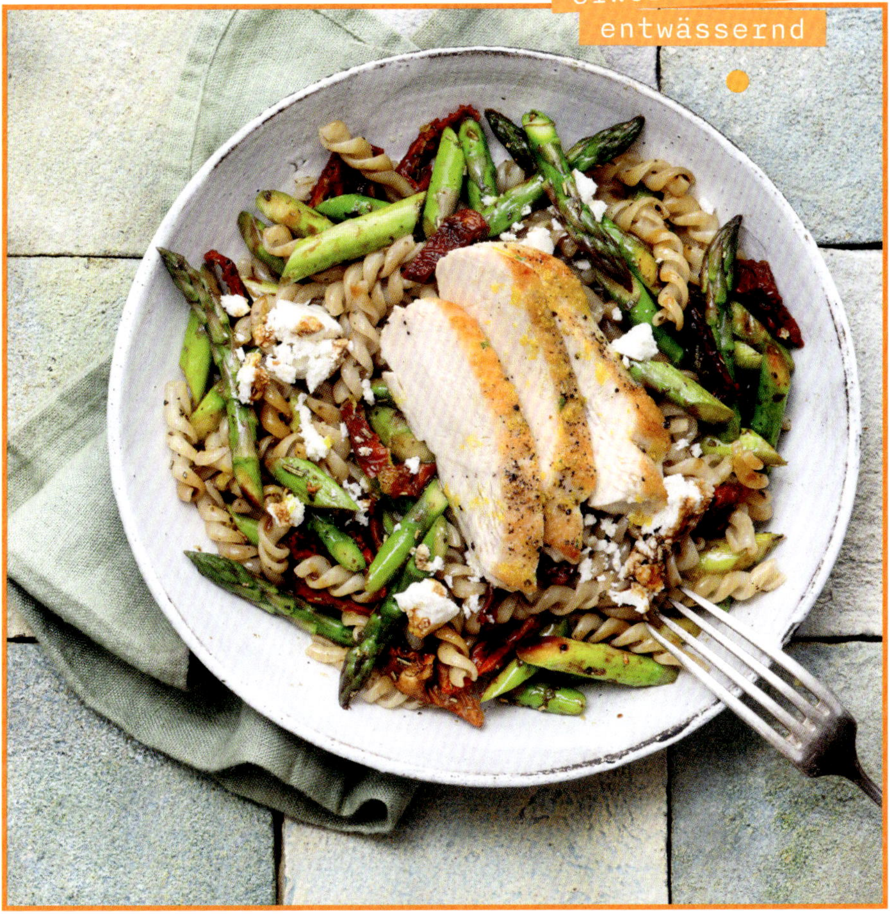

TIPP:

Egal ob weiß oder grün – in Sachen Gesundheit hat Spargel einiges zu bieten: Die feinen Stangen sind kalorienarm, regen den Stoffwechsel an und wirken entwässernd. Sie gelten außerdem als hervorragende Lieferanten für Zink und Folsäure. Was grünen Spargel noch ein bisschen gesünder als seinen Verwandten macht: Er enthält Vitamin A und ist damit top für Haut und Augen.

Puten-Lauch-Frikadellen mit Stampf

Für 2 Personen
Zubereitung: 40 Minuten

1 kleine Stange Lauch (ca. 250 g)
250 g Kartoffeln
350 g Kohlrabi
200 ml Gemüsebrühe
250 g Putenhackfleisch
2 EL Vollkornsemmelbrösel
1 Ei (Größe S)
1 TL mittelscharfer Senf
Salz, Pfeffer aus der Mühle
2 EL Rapsöl
50 g Sahne
¼ TL ganzer Kümmel

Pro Portion: ca. 590 kcal,
37 g EW, 32 g F, 34 g KH

1. Den Lauch putzen, waschen und quer in dünne Streifen schneiden. Den Lauch in einem Topf in 3 EL Wasser mit geschlossenem Deckel bei mittlerer Hitze etwa 7 Minuten dünsten, dabei ab und zu wenden. Währenddessen die Kartoffeln und den Kohlrabi putzen, schälen, etwa 1 cm groß würfeln und in einem Topf in der Brühe mit geschlossenem Deckel bei mittlerer Hitze etwa 15 Minuten weich garen.

2. Inzwischen das Hackfleisch mit Semmelbröseln, Ei, Senf, Salz und Pfeffer in eine Schüssel geben. Den Lauch hinzufügen und alles mit den Händen gut verkneten. Mit angefeuchteten Händen aus der Hackmasse 4 Frikadellen formen und diese in einer Pfanne im Öl bei starker Hitze auf jeder Seite etwa 4 Minuten braten. Danach auf der ausgeschalteten Herdplatte mit geschlossenem Deckel warm halten.

3. Kartoffeln und Kohlrabi in ein Sieb abgießen, dabei die Garbrühe auffangen. Kohlrabi und Kartoffeln mit der Sahne zurück in den Topf geben und alles mit dem Kartoffelstampfer zerdrücken. So viel aufgefangene Garbrühe dazugeben, bis der Stampf die gewünschte Konsistenz hat. Den Stampf mit Salz, Pfeffer und Kümmel würzen und mit den Putenfrikadellen auf Tellern anrichten. Nach Belieben mit gehackter Petersilie garnieren.

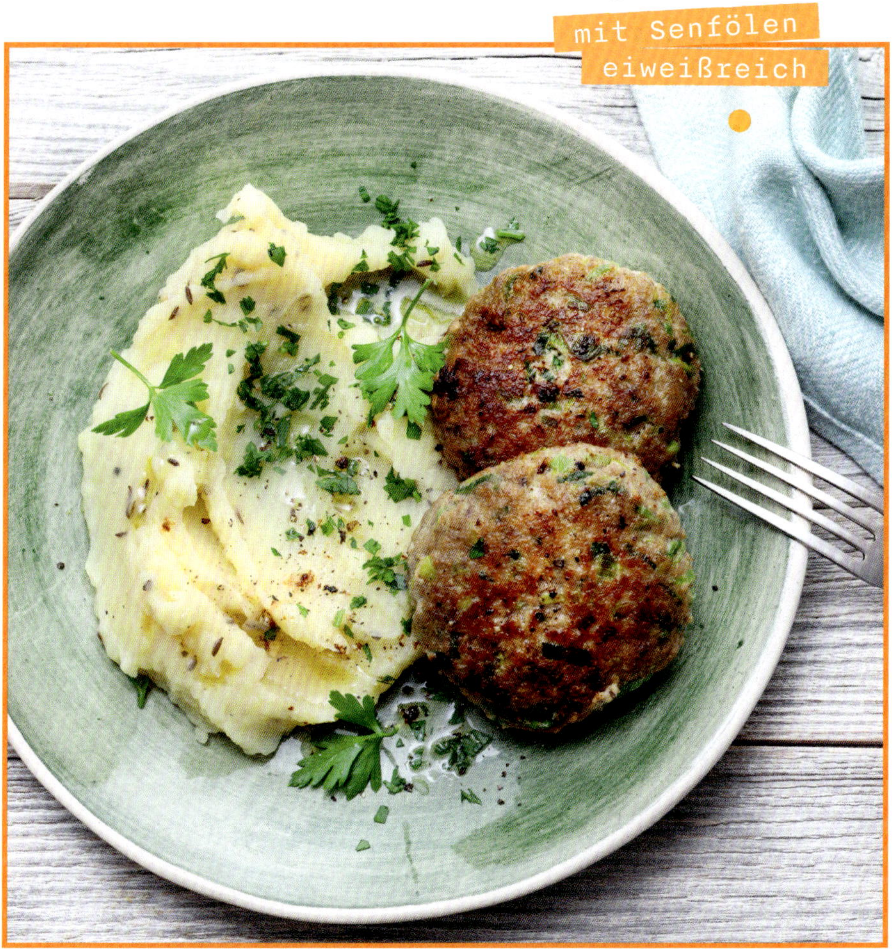

TIPP:

Weil der Stampf hier nur zum Teil mit Kartoffeln und gut zur Hälfte mit Kohlrabi zubereitet wird, sparen Sie einiges an Kohlenhydraten und Kalorien. Denn Kohlrabi sind echte „Leichtgewichte" und als Low-Carb-Gemüse der perfekte Kartoffelersatz. Außerdem schonen ihre Ballaststoffe den Blutzuckerspiegel und sorgen für eine lang anhaltende Sättigung.

Hähnchen-Papaya-Curry mit Quinoa

Für 2 Personen
Zubereitung: 25 Minuten

80 g Quinoa
Salz
4 Frühlingszwiebeln
400 g Papaya
(ca. 300 g Fruchtfleisch)
250 g Hähnchenbrustfilet
1 EL Rapsöl
Pfeffer aus der Mühle
1–2 TL Currypulver
200 g fettarme Kokosmilch

Pro Portion: ca. 530 kcal,
36 g EW, 22 g F, 40 g KH

1. Die Quinoa in einem Sieb abbrausen und in einem Topf in kochendem Salzwasser nach Packungsanweisung bissfest garen.

2. In der Zwischenzeit die Frühlingszwiebeln putzen, waschen und in etwa 3 cm lange Stücke schneiden. Die Papaya entkernen, schälen und 2 cm groß würfeln. Das Hähnchenbrustfilet waschen, trocken tupfen und in mundgerechte Streifen schneiden.

3. Das Öl in einer Pfanne erhitzen und die Hähnchenstreifen darin so lange unter Wenden anbraten, bis sie leicht gebräunt sind. Frühlingszwiebeln, Papaya, Salz, Pfeffer und 1 TL Currypulver dazugeben und alles etwa 1 Minute mitbraten.

4. Die Kokosmilch hinzufügen und alles kurz aufkochen, danach das Curry offen bei schwacher bis mittlerer Hitze noch etwa 5 Minuten köcheln lassen. Nach Belieben 4 Stiele Koriandergrün waschen, trocken tupfen, die Blätter abzupfen und fein hacken.

5. Das Curry nochmals mit Salz, Pfeffer und Currypulver abschmecken. Dann mit der Quinoa auf Tellern anrichten und nach Belieben mit Koriandergrün bestreuen.

mit viel Antioxidantien
eiweißreich

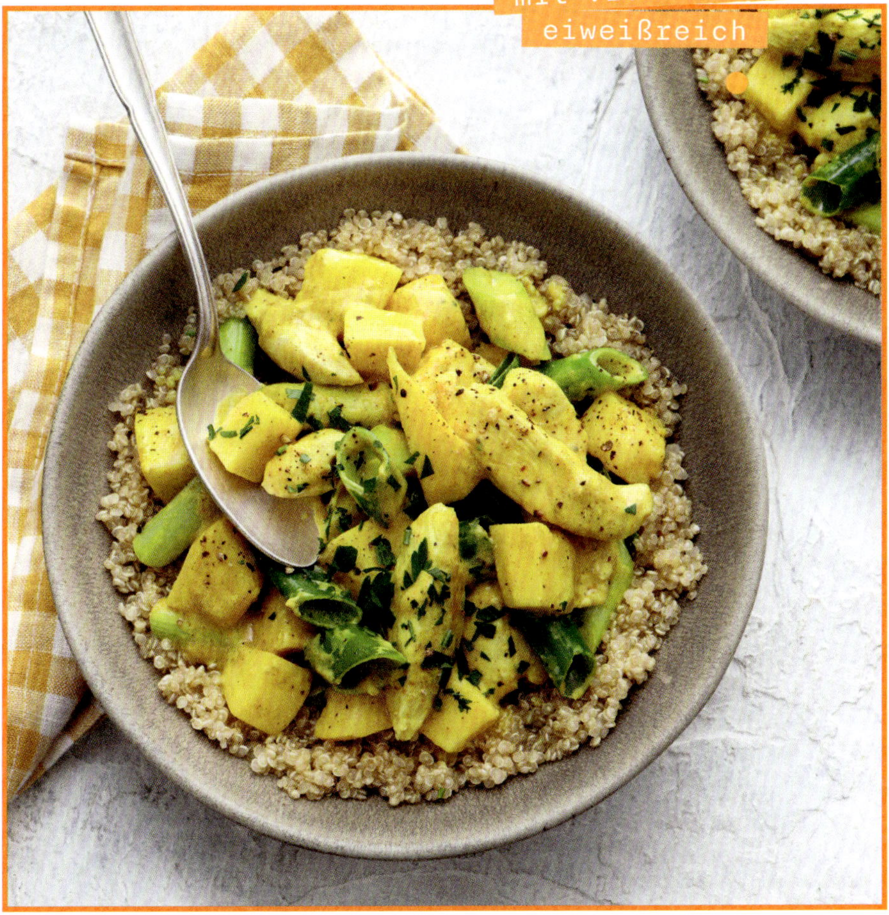

TIPP:

In diesem Curry sorgt Papaya nicht nur für eine fruchtige Note, sie macht auch den Schlank-Faktor aus. Die exotische Frucht enthält wenig Fruchtzucker und kann vor allem mit dem Inhaltsstoff Papain aufwarten. Dieses Enzym hilft dem Körper, Eiweiß besser zu verdauen, und kurbelt die Fettverbrennung an. Da sie wenig Säure haben, sind Papayas auch für empfindliche Mägen bekömmlich.

Hafer-Köfte mit Tomatensalat

Für 2 Personen
Zubereitung: 30 Minuten

2 Zwiebeln
4 EL Olivenöl
125 g zarte Haferflocken
1–2 TL edelsüßes Paprikapulver
½ TL gemahlener Kreuzkümmel
1 TL mittelscharfer Senf
¼ l Gemüsebrühe
1–2 Stiele Petersilie
Salz, Pfeffer aus der Mühle
4 Tomaten
1 Frühlingszwiebel
1–2 EL Aceto balsamico bianco

Pro Portion: ca. 475 kcal,
11 g EW, 25 g F, 48 g KH

1. Die Zwiebeln schälen und fein würfeln. In einem kleinen Topf 1 EL Öl erhitzen und die Zwiebeln darin andünsten. Die Haferflocken dazugeben und die Masse mit Paprikapulver, Kreuzkümmel und Senf würzen. Die Brühe angießen und alles kurz unter Rühren aufkochen, dann vom Herd nehmen und abkühlen lassen.

2. In der Zwischenzeit die Petersilie waschen, trocken tupfen, die Blätter abzupfen und fein hacken. Die Köfte-Masse mit Salz und Pfeffer abschmecken.

3. Die Tomaten waschen und achteln, dabei die Stielansätze entfernen. Frühlingszwiebel putzen, waschen und in dünne Ringe schneiden. Nach Belieben noch 25 g Feta (Schafskäse) in kleine Würfel schneiden.

4. Für die Vinaigrette 2 EL Öl und den Essig verrühren, mit Salz und Pfeffer würzen. Die Tomaten mit den Frühlingszwiebelringen und dem Feta auf Tellern anrichten und mit der Vinaigrette beträufeln.

5. Aus der Köfte-Masse mit angefeuchteten Händen 6 Bratlinge formen und diese in einer beschichteten Pfanne im restlichen Öl (1 EL) bei mittlerer Hitze in 5 bis 10 Minuten knusprig braten. Die Köfte mit dem Salat servieren.

ballaststoffreich
vegetarisch

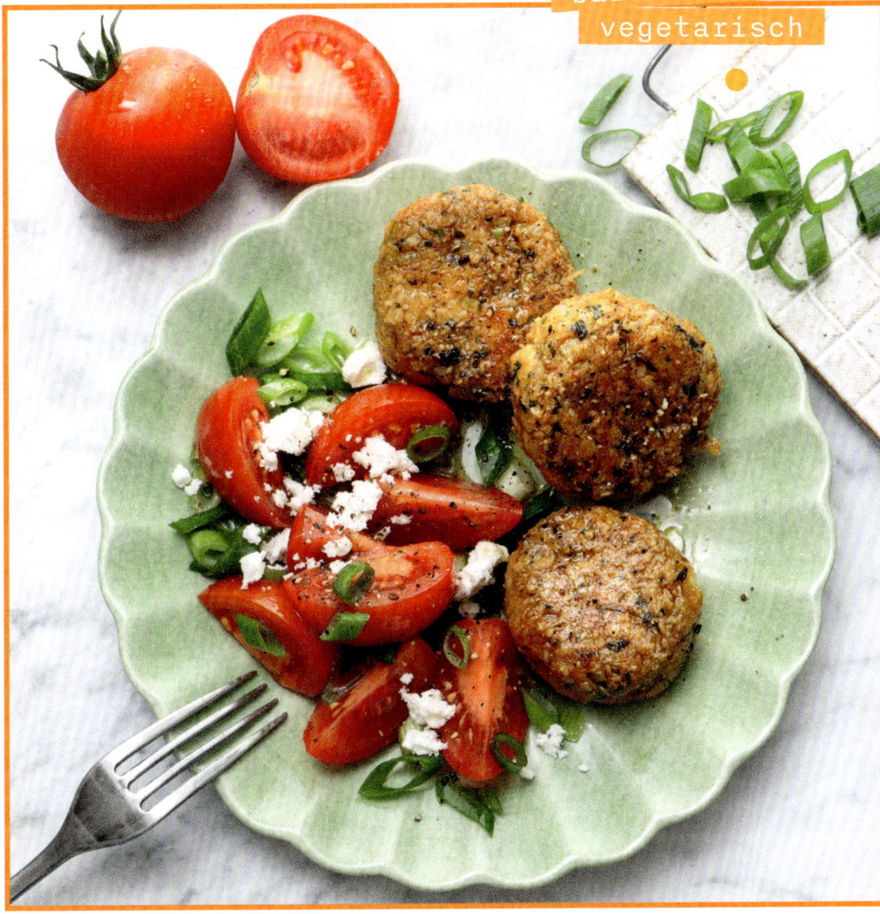

TIPP:

„Flocken statt Fleisch": In diese Köfte kommen Haferflocken als gesunder Ersatz für Hackfleisch. So wird das türkische Gericht, das klassisch mit Rindfleisch zubereitet wird, zu einem vegetarischen Leckerbissen. Und ist ein gutes Beispiel dafür, wie man Veggie-Alternativen ganz leicht selbst machen kann. In industriell gefertigten Fleischersatzprodukten stecken oft ungesunde Zusatzstoffe.

Harzer-Carpaccio mit buntem Salat

Für 2 Personen
Zubereitung: 15 Minuten

200 g Harzer Käse
2 Frühlingszwiebeln
150 g Radieschen
150 g Salatgurke
½ Beet Gartenkresse (ersatzweise Radieschen- oder Rettichsprossen)
4 EL Leinöl
1 EL Apfelessig
1–2 TL süßer Senf
Salz, Pfeffer aus der Mühle

Pro Portion: ca. 365 kcal, 33 g EW, 20 g F, 10 g KH

1. Den Harzer Käse (am besten horizontal) in dünne Scheiben schneiden und diese auf zwei Tellern rundum am Rand entlang leicht überlappend auslegen.

2. Frühlingszwiebeln putzen, waschen und in dünne Ringe schneiden. Radieschen und Gurke putzen, waschen und in dünne Scheiben oder kleine Würfel schneiden. Die Kresse vom Beet schneiden, waschen und trocken tupfen.

3. Frühlingszwiebeln, Radieschen und Gurke mit Leinöl, Apfelessig und 1 TL Senf in einer Salatschüssel mischen. Den bunten Salat mit Salz, Pfeffer und nach Belieben mehr süßem Senf abschmecken.

4. Den Salat mittig auf die vorbereiteten Teller mit dem Käse-Carpaccio setzen und jeweils mit der Kresse garnieren.

5. Nach Belieben pro Person noch 1 Scheibe Vollkornbrot (ca. 50 g, ca. 90 kcal, 3 g EW, 1 g F, 20 g KH) dazu genießen.

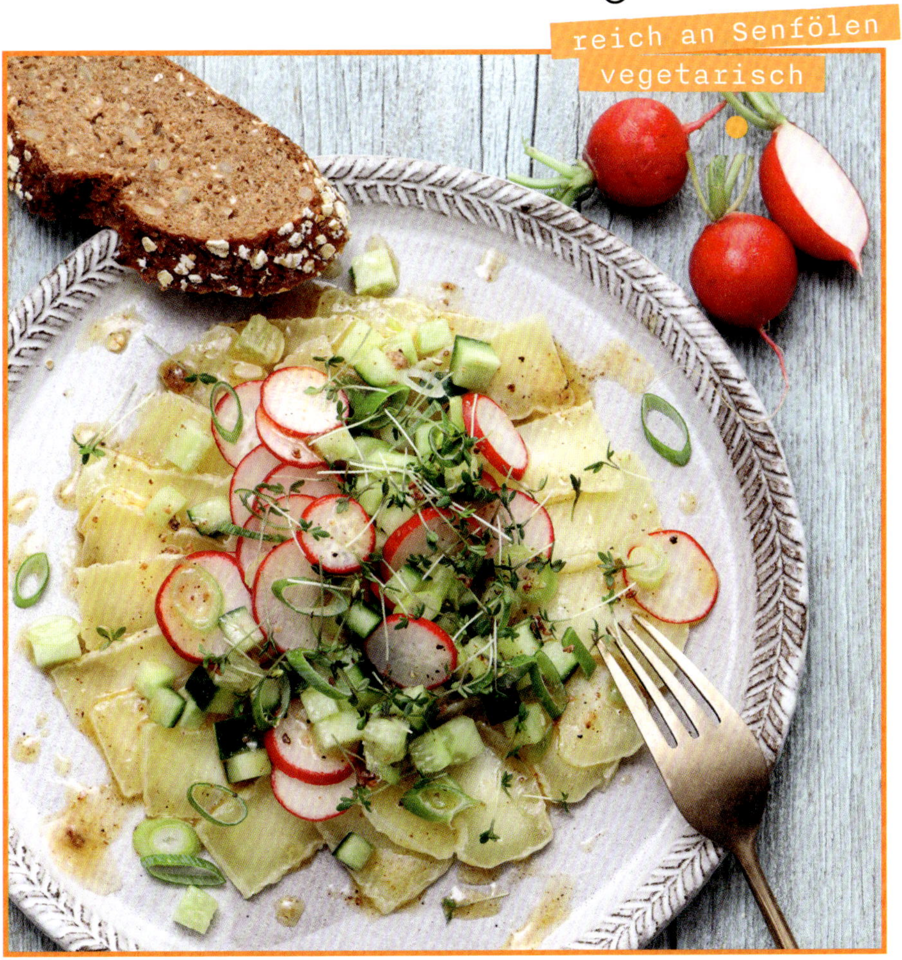

TIPP:

Harzer Käse ist ein echter Tipp für alle Figurbewussten. Der Sauermilchkäse liefert kaum Fett, dafür aber umso mehr Protein: sage und schreibe 30 Gramm pro 100 Gramm. Zu seinen Pluspunkten zählen auch sein hoher Vitamin- und Mineralstoffgehalt und nicht zuletzt der kräftige Geschmack. Übrigens: Als Heißhunger-Bremse ist Harzer Käse der perfekte (Notfall-)Snack für zwischendurch.

Orientalischer Blumenkohlsalat

Für 2 Personen
Zubereitung: 30 Minuten

250 g Kichererbsen
(aus Glas oder Dose)
300 g Blumenkohl (ohne Grün)
4 EL Olivenöl
1 TL rosenscharfes Paprikapulver
Salz, Pfeffer aus der Mühle
100 g Cocktailtomaten
1 kleine rote Zwiebel
50 g junger Spinat
100 g Joghurt (1,5 % Fett)
1 EL Tahin (Sesampaste; ersatzweise dunkles Mandelmus)
2 EL Zitronensaft
½ TL gemahlener Kreuzkümmel
1 Dattel (z. B. Medjool)

Pro Portion: ca. 490kcal,
20 g EW, 29 g F, 33 g KH

1. Backofen auf 200 °C (Ober-/Unterhitze) vorheizen, ein Backblech mit Backpapier belegen. Kichererbsen in einem Sieb abbrausen und abtropfen lassen. Den Blumenkohl putzen, waschen und in Röschen teilen. 2 EL Öl mit ¼ TL Paprikapulver, Salz und Pfeffer in einer großen Schüssel verrühren, Blumenkohl und Kichererbsen untermischen. Auf dem Blech verteilen und im Ofen auf der mittleren Schiene etwa 20 Minuten garen. Herausnehmen und abkühlen lassen.

2. Inzwischen Tomaten waschen und halbieren. Zwiebel schälen, halbieren und in Streifen schneiden. Spinat verlesen, waschen und trocken schleudern, grobe Stiele entfernen.

3. Für das Dressing den Joghurt mit Tahin, Zitronensaft, 4 EL Wasser und 1 EL Öl verrühren, mit Salz, Pfeffer, Kreuzkümmel und dem übrigen Paprikapulver (¾ TL) würzen.

4. Die Dattel längs aufschneiden, entkernen und klein würfeln. Tomaten, Zwiebel und Spinat unter das Ofengemüse mischen. Den Gemüsesalat auf Teller verteilen und zum Servieren mit dem übrigen Öl (1 EL) beträufeln. Mit den Dattelwürfeln bestreuen und mit etwas Dressing beträufeln. Das übrige Dressing extra dazu reichen.

reich an Antioxidantien
mit Pflanzenprotein

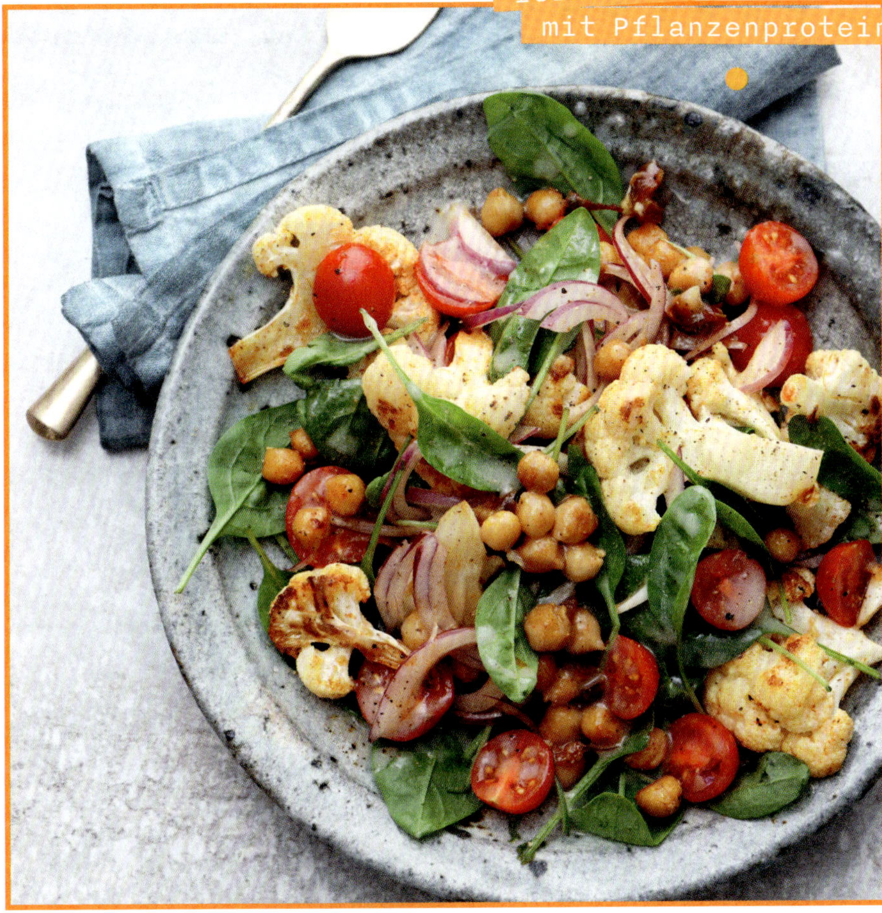

TIPP:

Hier ist Blumenkohl der König! Wie alle Kohlsorten liefert er wertvolle Mineralstoffe wie Kalzium und Eisen sowie reichlich Ballaststoffe. Außerdem punktet Blumenkohl mit Glucosinolaten, schwefelhaltigen sekundären Pflanzenstoffen, die das Abnehmen unterstützen. Jüngst konnte gezeigt werden, dass Blumenkohl und Co. das Hormon Leptin aktivieren und damit Hunger bremsen können.

Minestrone mit Räuchertofu

Für 2 Personen
Zubereitung: 30 Minuten

1 Knoblauchzehe
150 g Tomaten
100 g Knollensellerie
100 g Möhren
50 g Zuckerschoten
½ Frühlingszwiebel
2 EL Olivenöl
5 EL Tomatenmark
1 EL Mehl
¾ l Gemüsebrühe
Salz, Pfeffer aus der Mühle
50 g geräucherter Tofu
½ Bund Basilikum

Pro Portion: ca. 230 kcal,
8 g EW, 12 g F, 18 g KH

1. Den Knoblauch schälen und fein würfeln. Die Tomaten waschen und grob würfeln, dabei die Stielansätze entfernen. Den Sellerie und die Möhren putzen, schälen und in kleine Rauten schneiden. Die Zuckerschoten waschen und schräg halbieren. Frühlingszwiebel putzen, waschen und in dünne Ringe schneiden.

2. Das Öl in einem Topf erhitzen, den Knoblauch darin anbraten. Dann Tomatenmark und Mehl unterrühren und andünsten. Die Brühe hinzufügen und alles unter Rühren kurz aufkochen. Tomaten dazugeben und 5 bis 10 Minuten mitgaren. Anschließend alles im Topf mit dem Stabmixer fein pürieren und die Suppe mit Salz und Pfeffer abschmecken.

3. Sellerie und Möhren in die Suppe geben und etwa 5 Minuten garen, anschließend die Zuckerschoten und Frühlingszwiebelringe hinzufügen. Den Tofu in kleine Würfel schneiden, ebenfalls zur Suppe geben und alles noch 3 bis 5 Minuten garen.

4. Das Basilikum waschen, trocken tupfen, die Blätter abzupfen und nach Belieben grob hacken. Die Minestrone auf tiefe Teller oder Schalen verteilen und mit Basilikum garnieren.

kalorienarm

reich an Antioxidantien

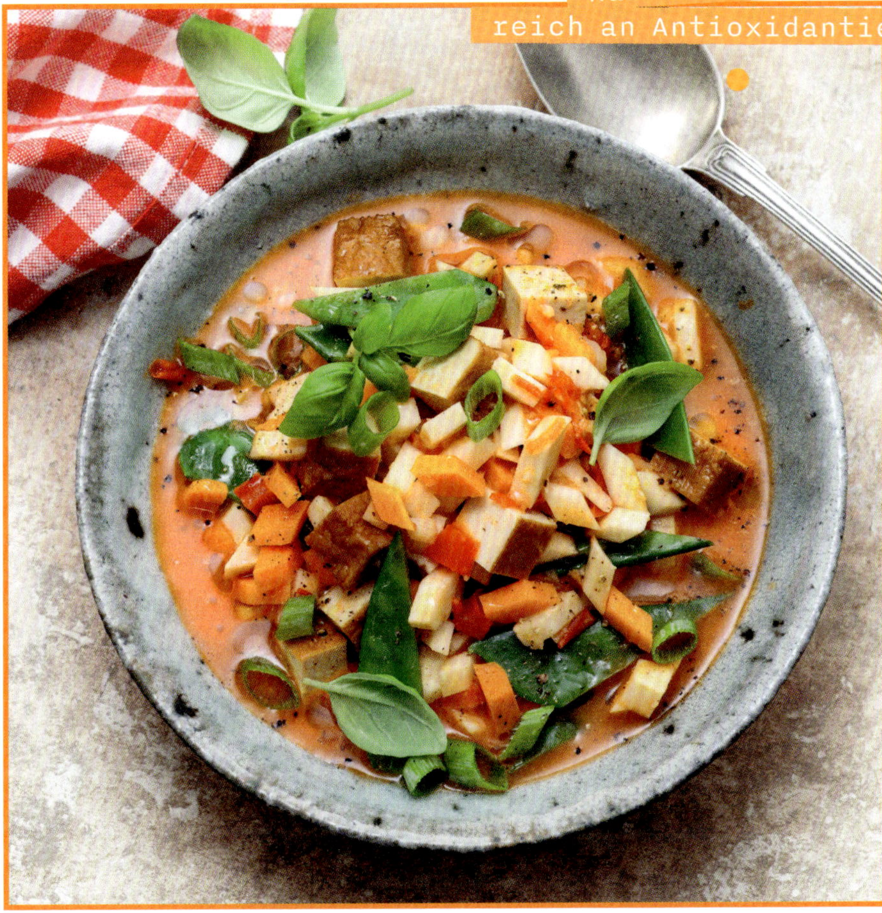

TIPP:

Mit dieser Minestrone tanken Sie dank buntem Gemüse einen tollen Mix an vielen wertvollen Vitaminen, Mineral-, Ballast- und sekundären Pflanzenstoffen. Erstellen Sie am besten eine Liste, in die Sie eintragen, auf wie viele verschiedene Pflanzen Sie pro Woche kommen. Als Faustregel gilt: 30 pro Woche sind ideal, um von den verschiedenen Inhaltsstoffen perfekt zu profitieren.

Rote-Bete-Kaltschale mit Buttermilch

Für 2 Personen
Zubereitung: 45 Minuten
Kühlen: 1 Stunde

1 Schalotte
300 g Rote Bete
1 große Möhre (ca. 100 g)
1 EL Olivenöl
350 ml glutenfreie Gemüsebrühe
Salz, Pfeffer aus der Mühle
1–2 EL Apfelessig
¼ l reine Buttermilch (max. 1 % Fett)
1 EL Sonnenblumenkerne
3 Radieschen
1 hart gekochtes Ei (Größe M)
3 Stiele Dill
2 EL saure Sahne (10 % Fett)

Pro Portion: ca. 320 kcal, 13 g EW, 18 g F, 23 g KH

1. Die Schalotte schälen und fein würfeln. Die Rote Bete putzen, schälen und klein würfeln. Die Möhre putzen, schälen und ebenfalls klein würfeln. Das Öl in einem Topf erhitzen und die Schalotte darin bei mittlerer Hitze andünsten. Rote-Bete- und Möhrenwürfel dazugeben und 2 bis 3 Minuten mitdünsten. Die Brühe dazugießen und alles kurz aufkochen, anschließend mit geschlossenem Deckel bei mittlerer Hitze 12 bis 15 Minuten köcheln lassen.

2. Die Suppe vom Herd nehmen und mit Salz, Pfeffer und Essig abschmecken. Die Buttermilch hinzufügen und alles im Topf mit dem Stabmixer glatt pürieren. Die Suppe abkühlen lassen und im Kühlschrank abgedeckt mindestens 1 Stunde durchziehen lassen.

3. Kurz vor dem Servieren die Sonnenblumenkerne in einer kleinen Pfanne ohne Fett hell anrösten. Herausnehmen und abkühlen lassen. Radieschen putzen, waschen und in Scheiben schneiden. Das Ei pellen und klein würfeln. Dill waschen, trocken tupfen, die Spitzen abzupfen und fein hacken. Den Dill mit dem gewürfelten Ei mischen.

4. Die Kaltschale auf Schalen oder tiefe Teller verteilen und mit saurer Sahne, Radieschen, Ei-Dill-Mix und Sonnenblumenkernen garnieren.

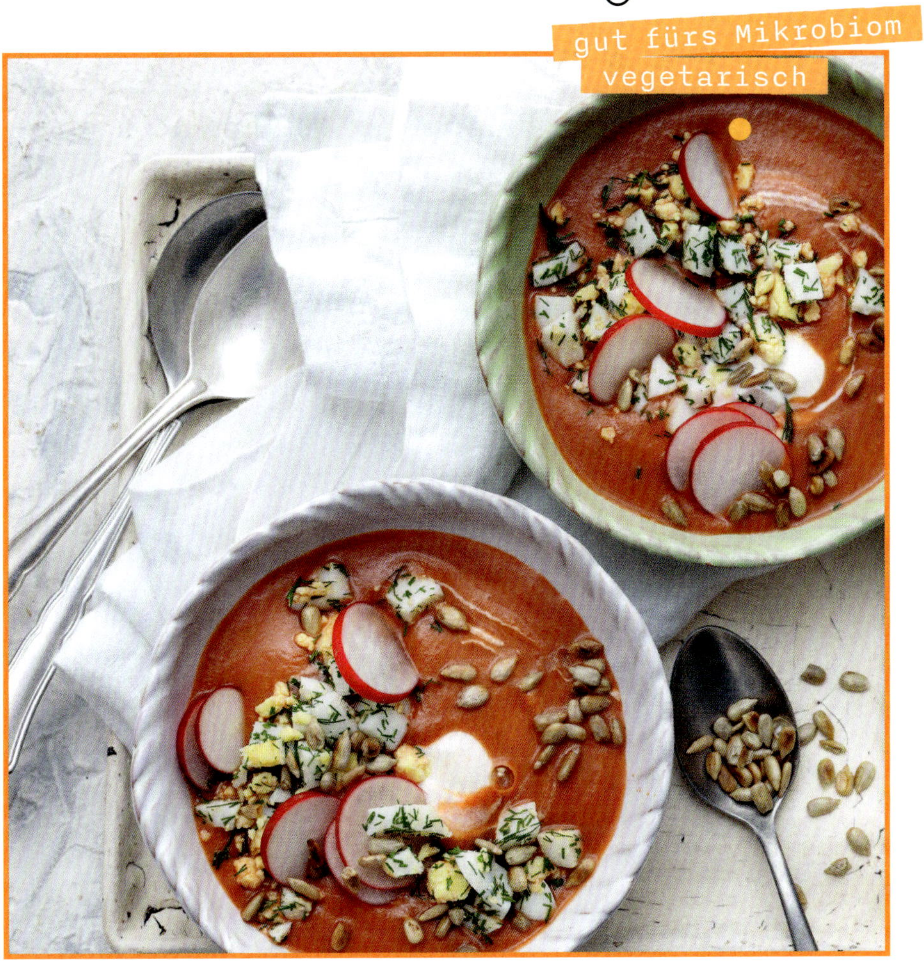

TIPP:

Mit wenig Fett und viel Eiweiß ist Buttermilch die ideale Zutat für eine leichte Suppe. Zugleich liefert sie eine ordentliche Portion an probiotischen Bakterien, die unser Darmmikrobiom für eine gesunde Balance benötigt. In einer Studie konnte gezeigt werden, dass es beim Abnehmen hilft, wenn man viele probiotisch wirksame Milchsäurebakterien verzehrt.

Bohnensalat mit Thunfisch und Pilzen

Für 2 Personen
Zubereitung: 20 Minuten
Ziehen: 10 Minuten

250 g grüne Bohnen
Salz
2–3 Stiele Schnittlauch
Pfeffer aus der Mühle
3 EL Weißweinessig
3–4 EL Olivenöl
½ TL mittelscharfer Senf
125 g Champignons
½ rote Paprikaschote
1 Dose Thunfisch (in Lake; ca. 130 g Abtropfgewicht)

Pro Portion: ca. 285 kcal, 20 g EW, 18 g F, 8 g KH

1. Die Bohnen putzen, waschen und in etwa 4 cm lange Stücke schneiden. Dann in einem Topf in wenig kochendem Salzwasser 10 bis 15 Minuten bissfest garen.

2. Inzwischen für die Vinaigrette den Schnittlauch waschen, trocken tupfen und in feine Röllchen schneiden. Mit Salz, Pfeffer, Essig, Öl und Senf in einer Salatschüssel verrühren.

3. Die Pilze putzen, falls nötig, trocken abreiben und in Scheiben schneiden. Die Paprikahälfte entkernen, waschen und in kleine Würfel schneiden. Pilze und Paprika zur Vinaigrette geben.

4. Die Bohnen in ein Sieb abgießen, abtropfen lassen und unter den Salat mischen. Alles etwa 10 Minuten ziehen lassen. Den Salat auf Teller verteilen, den Thunfisch abgießen und auf dem Salat verteilen.

5. Wer kein Fisch-Fan ist, kann statt Thunfisch auch Kidneybohnen (ca. 60 g pro Person) unter den Salat mischen.

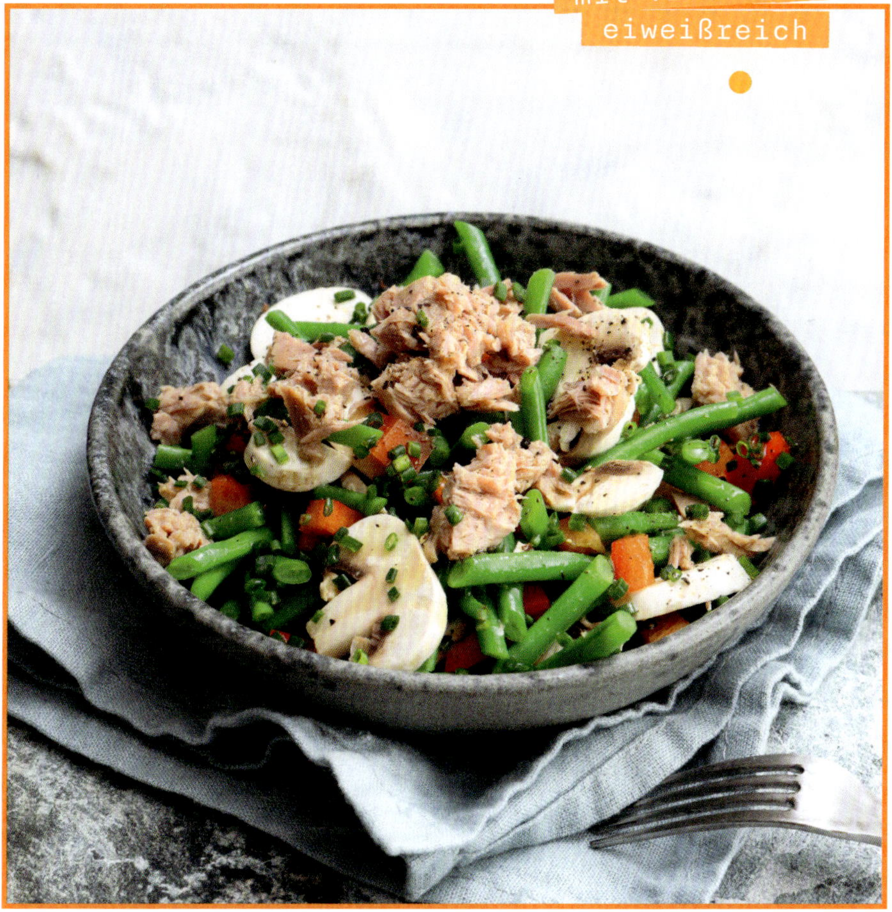

mit viel Vitamin C
eiweißreich

TIPP:

Thunfisch zählt wie Hering, Lachs oder Sardellen zu den besten Lieferanten für wertvolle Omega-3-Fettsäuren. Diese schützen das Herz und die Gefäße, beeinflussen Entzündungs- und Immunreaktionen und spielen eine wichtige Rolle bei der Entwicklung des Gehirns. Da die Thunfischbestände weltweit abnehmen, achten Sie beim Einkauf bitte auf Herkunft und nachhaltigen Fischfang!

Hähnchen-Pasta-Bowl mit Auberginen

Für 2 Personen
Zubereitung: 30 Minuten

100 g kurze Vollkornnudeln
(z. B. Penne)
Salz
400 g Aubergine
1 Frühlingszwiebel
3 EL Olivenöl
1–2 TL Harissa-Paste
1 EL Tomatenmark
Pfeffer aus der Mühle
250 g Hähnchenbrustfilet
1 Knoblauchzehe
100 g Cocktailtomaten
2 EL gehackte Basilikumblätter

Pro Portion: ca. 495 kcal,
38 g EW, 18 g F, 43 g KH

1. Nudeln in einem Topf in reichlich kochendem Salzwasser nach Packungsanweisung bissfest garen. Währenddessen die Aubergine putzen, waschen und 1 bis 2 cm groß würfeln. Frühlingszwiebel putzen, waschen und in dünne Ringe schneiden. 1 EL Öl in einer Pfanne erhitzen und die Auberginenwürfel darin bei mittlerer bis starker Hitze 8 bis 10 Minuten braten, dabei öfter wieder wenden. Mit Salz und Harissa abschmecken und in einer Schüssel mit den Frühlingszwiebeln mischen.

2. Die Nudeln in ein Sieb abgießen und gut abtropfen lassen, dabei etwa 200 ml Nudelkochwasser auffangen. Die Nudeln zurück in den Topf geben und Tomatenmark, Salz und Pfeffer untermischen. So viel Nudelkochwasser hinzufügen und unterrühren, bis sich das Tomatenmark gut um die Nudeln verteilt hat.

3. Die Hähnchenbrust trocken tupfen und in mundgerechte Stücke schneiden. Knoblauch schälen und fein würfeln. 1 EL Öl in der Pfanne erhitzen und das Hähnchen darin rundum hell anbraten. Knoblauch dazugeben und kurz mitbraten, alles salzen und pfeffern. Tomaten waschen und vierteln, danach mit Basilikum, restlichem Öl (1 EL), Salz und Pfeffer mischen. Pasta, Auberginen-Mix, Hähnchen und Tomaten in Schalen (Bowls) dekorativ anrichten.

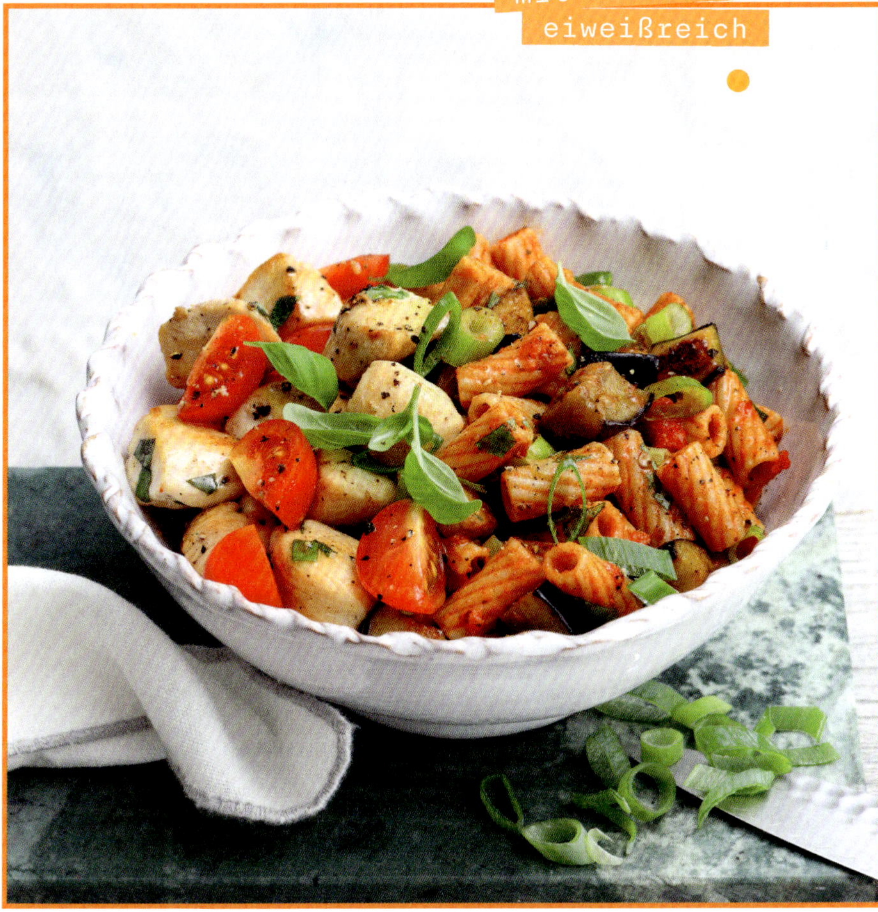

mit viel Antioxidantien
eiweißreich

TIPP:

Wenn Sie Fleisch essen, sollten Sie magere Sorten wie Hähnchen oder Pute bevorzugen. Rote Fleischsorten, zu denen Schwein und Rind zählen, liefern mehr gesättigte Fettsäuren, die die Blutgefäße verstopfen. Darüber hinaus enthalten sie Arachidonsäure – eine Omega-6-Fettsäure, die Entzündungen im Körper befeuert und das Risiko für Herz-Kreislauf-Erkrankungen erhöht.

Flammkuchenbrote mit Rohkostsalat

Für 2 Personen
Zubereitung: 20 Minuten
Backen: 15 Minuten

2 Scheiben Vollkornbrot (à ca. 50 g)
1 Frühlingszwiebel
20 g Bergkäse (max. 45 % Fett)
100 g Putenbrustaufschnitt (in dünnen Scheiben)
100 g körniger Frischkäse (Hüttenkäse)
Salz, Pfeffer aus der Mühle
200 g Möhren
1 säuerlicher Apfel
150 g Fenchel
2 EL Leinöl (ersatzweise Walnuss- oder Haselnussöl)
1 EL Apfelessig
2 EL Sonnenblumenkerne

Pro Portion: ca. 500 kcal, 26 g EW, 24 g F, 42 g KH

1. Den Backofen auf 200 °C (Ober-/Unterhitze) vorheizen. Ein Backblech mit Backpapier belegen. Die Brotscheiben im Toaster rösten und nebeneinander auf das Blech legen.

2. Frühlingszwiebel putzen, waschen und in dünne Ringe schneiden. Den Käse reiben. Den Putenbrustaufschnitt in kleine Würfel schneiden. Hüttenkäse, Frühlingszwiebel, geriebenen Käse und Putenbrust in einer Schüssel mischen und mit Salz und Pfeffer abschmecken. Die Brote großzügig mit der Mischung belegen und im Ofen auf der mittleren Schiene etwa 15 Minuten überbacken.

3. Inzwischen die Möhren putzen und schälen. Den Apfel waschen, vierteln und das Kerngehäuse entfernen. Den Fenchel putzen und waschen. Alle drei Zutaten auf der Gemüsereibe fein raspeln und in eine Salatschüssel geben. Leinöl und Apfelessig dazugeben und unterrühren. Die Rohkost mit Salz und Pfeffer abschmecken und mit den Sonnenblumenkernen bestreuen.

4. Die Brote aus dem Ofen nehmen und mit der Rohkost auf Tellern anrichten. Wer mag, streut noch etwas fein gehackte Petersilie auf die Brote, Schnittlauch schmeckt auch gut.

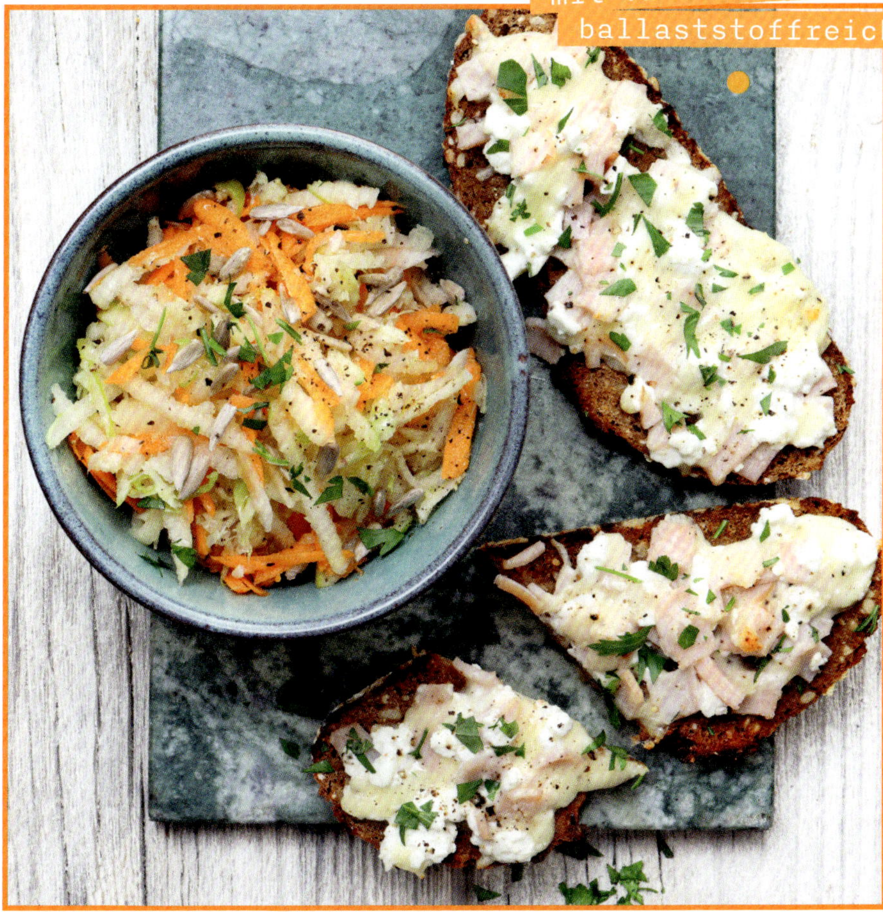

TIPP:

„An apple a day, keeps the doctor away“, dieses Sprichwort kennt wohl jeder. Tatsächlich sind Äpfel nicht nur echte Nährstoffwunder, sondern auch tolle Schlankmacher. Sie bestehen zu fast 80 Prozent aus Wasser und in ihrer Schale stecken lösliche Ballaststoffe, die die Verdauung anregen. Zudem enthalten Äpfel Pektin, das die Fettverbrennung ankurbelt und das Hungergefühl reduziert.

Heidelbeermuffins mit Kürbiskernen

Für 6 Muffins
Zubereitung: 15 Minuten
Backen: 25 Minuten

Öl für die Form oder
6 Muffin-Papierbackförmchen
1 ½ Bananen
40 g natives Kokosöl
150 g zarte Haferflocken
50 g Heidelbeeren
125 ml ungesüßter Sojadrink
30 g Kürbiskerne
1 TL Zimtpulver

Pro Stück: ca. 225 kcal,
6 g EW, 12 g F, 21 g KH

1. Den Backofen auf 200 °C (Ober-/Unterhitze) vorheizen. Die Mulden der Muffinform mit Öl einfetten oder die Papierförmchen in die Mulden setzen.

2. Die Bananen schälen und mit einer Gabel zerdrücken. Das Öl in einem Topf leicht erwärmen, bis es flüssig ist. Die Haferflocken im Blitzhacker zu feinem Mehl mahlen. Die Beeren verlesen, waschen und trocken tupfen.

3. In einer Rührschüssel das Öl mit Hafermehl, Sojadrink, Heidelbeeren und dem Bananenmus zu einem geschmeidigen, glatten Teig mischen.

4. Den Teig auf die Förmchen verteilen, die Muffins mit den Kürbiskernen bestreuen und im Ofen auf der mittleren Schiene in 20 bis 25 Minuten goldbraun backen. Herausnehmen und gut abkühlen lassen. Zum Servieren die Heidelbeermuffins aus den Mulden lösen und mit Zimt bestäuben.

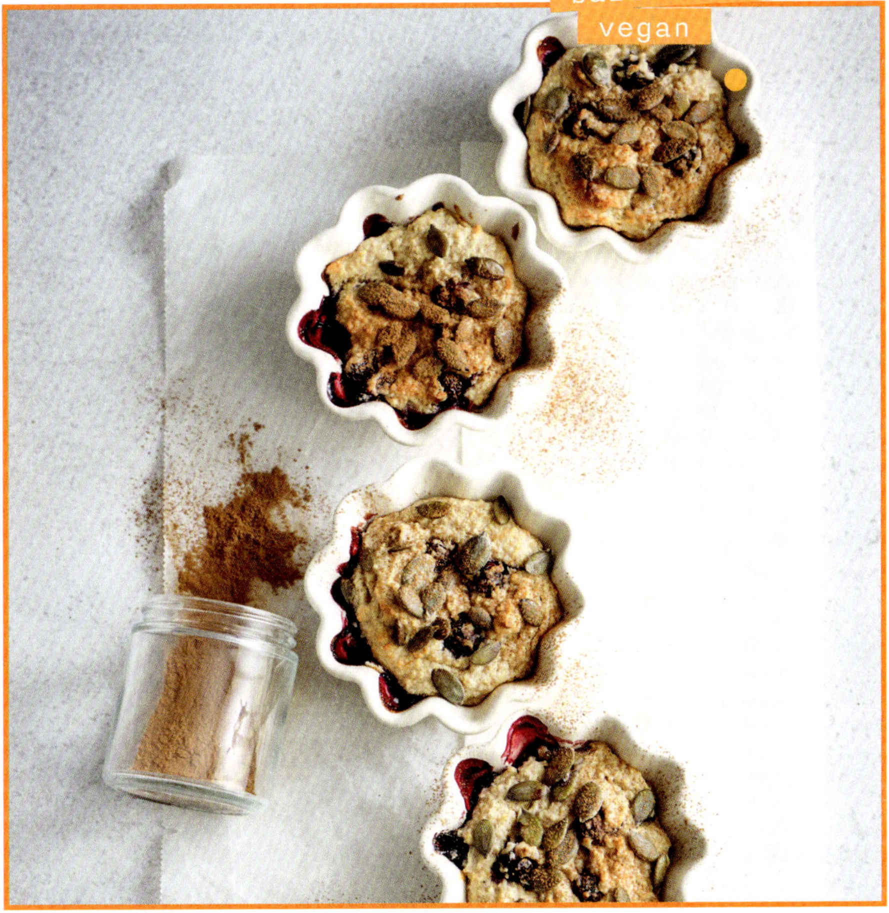

ballaststoffreich
vegan

TIPP:

Bananen enthalten viel Fruchtzucker und sollten daher nur selten auf dem Speiseplan stehen. In diesem Backrezept sorgen sie aber dafür, dass man auf andere Süßungsmittel komplett verzichten kann. Wenn Sie Bananen pur genießen möchten, sollten Sie möglichst unreife Früchte bevorzugen: Die sind weniger süß und liefern darmgesunde resistente Stärke (siehe Seite 22).

Avocado-Schoko-Mousse

Für 2 Personen
Zubereitung: 15 Minuten

50 g vegane Bitterschokolade (mind. 80 % Kakaoanteil)
1 Avocado (ca. 100 g Fruchtfleisch)
50 g Sojasahne
50 ml ungesüßter Sojadrink
½ EL Kakaopulver
1 EL Ahornsirup (ca. 10 g)
100 g Himbeeren

Pro Portion: ca. 325 kcal, 6 g EW, 25 g F, 14 g KH

1. Die Schokolade grob hacken und in einer Metallschüssel über dem heißen Wasserbad unter Rühren schmelzen.

2. Die Avocado halbieren und entsteinen, das Fruchtfleisch aus den Schalen lösen und in einen hohen Rührbecher geben. Vegane Sahne, Pflanzenmilch, flüssige Schokolade, Kakaopulver und Ahornsirup dazugeben und alles mit dem Stabmixer fein pürieren. Die Mousse auf Gläser verteilen.

3. Die Himbeeren verlesen, waschen und trocken tupfen. Nach Belieben 1 EL Mandelblättchen in einer Pfanne ohne Fett leicht anrösten, herausnehmen und abkühlen lassen.

4. Die Mousse mit den Himbeeren und nach Belieben mit Mandelblättchen garnieren.

5. Wenn Sie eine nicht-vegane Variante der Mousse bevorzugen, können Sie Sojasahne und -drink einfach durch Sahne und Milch in der gleichen Menge ersetzen.

reich an Antioxidantien
vegan

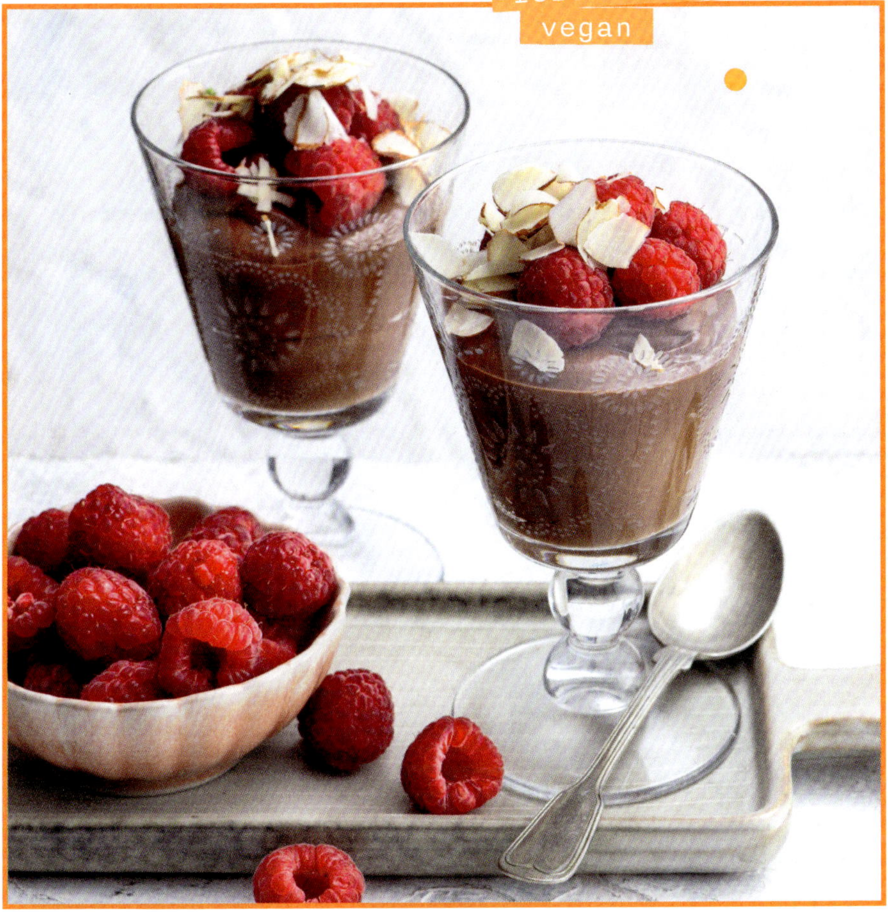

TIPP:

Eine gute Nachricht für Schoko-Fans: Auch wenn Sie abnehmen möchten, können Sie sich ab und zu Schokolade gönnen – allerdings unbedingt Zartbitter- oder Bitterschokolade mit einem Kakaoanteil von mindestens 70 Prozent. Denn die enthält weniger Zucker und Milchbestandteile, dafür aber reichlich sekundäre Pflanzenstoffe, die antioxidativ und entzündungshemmend wirken.

Granola-Skyr-Dessert

Für 2 Personen
Zubereitung: 15 Minuten

50 g Haselnusskerne
50 g zarte Haferflocken
200 g Apfelmark
200 g Skyr
1 EL Ahornsirup
(ersatzweise flüssiger Honig)
½ TL Zimtpulver

Pro Portion: ca. 395 kcal,
18 g EW, 18 g F, 36 g KH

1. Die Haselnüsse nach Belieben grob oder fein hacken. Haferflocken, Haselnüsse und 50 g Apfelmark mischen und in einer Pfanne bei mittlerer bis starker Hitze so lange unter Wenden rösten, bis ein knuspriges Granola entstanden ist. Sobald die Mischung schön angeröstet ist, die Hitze reduzieren und das Granola nur noch etwas trocknen lassen.

2. Skyr, Ahornsirup und ¼ TL Zimt glatt verrühren. Drei Viertel des Granolas auf Gläser verteilen und erst das übrige Apfelmark (150 g), dann die Skyr-Creme darüberschichten.

3. Das Dessert mit dem übrigen Granola und dem restlichen Zimt (¼ TL) bestreuen und bis zum Servieren kühl stellen. Wer es knusprig mag, verzehrt es sofort.

4. Wenn Sie eine pflanzliche Skyr-Alternative verwenden, wird das Dessert vegan.

ballaststoffreich
vegetarisch

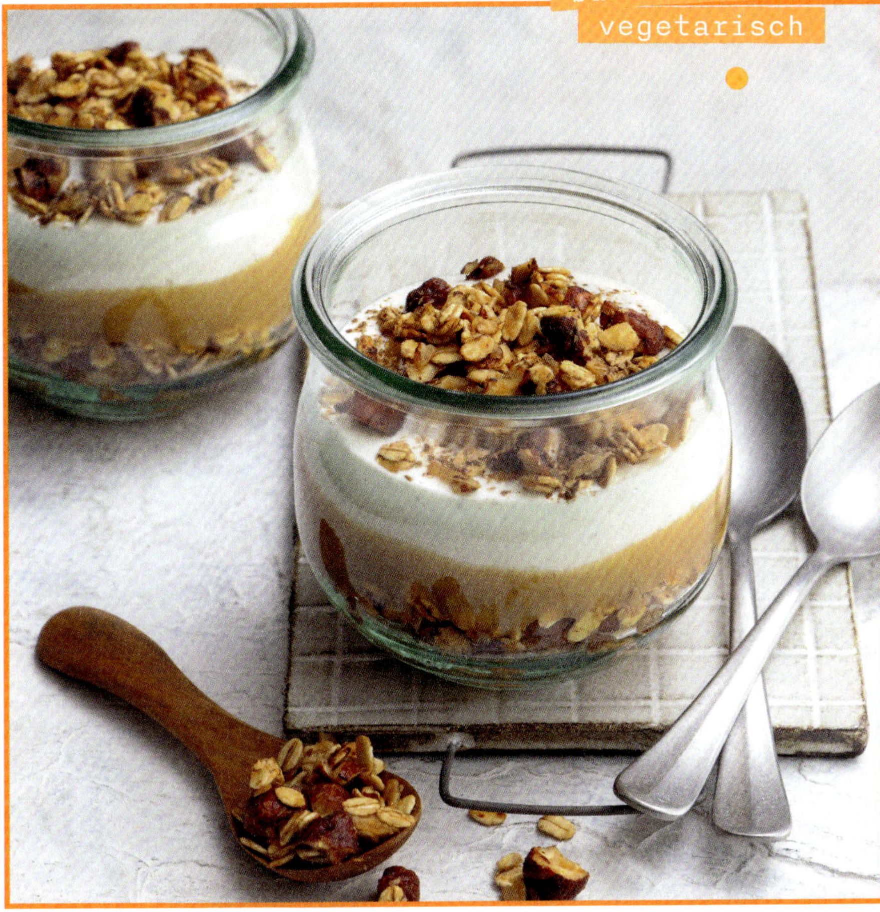

TIPP:

Schnellen Zucker sparen, das ist beim Abnehmen die Devise! Deshalb kommt hier Apfelmark ins Granola, das im Gegensatz zu Apfelmus nicht zusätzlich gesüßt werden darf. Achten Sie beim Einkauf darauf! Wer mag, kann auch den Ahornsirup oder Honig weglassen oder weniger davon nehmen. Sie werden sehen: Nach und nach schmecken Ihnen auch nicht so süße Desserts gut.

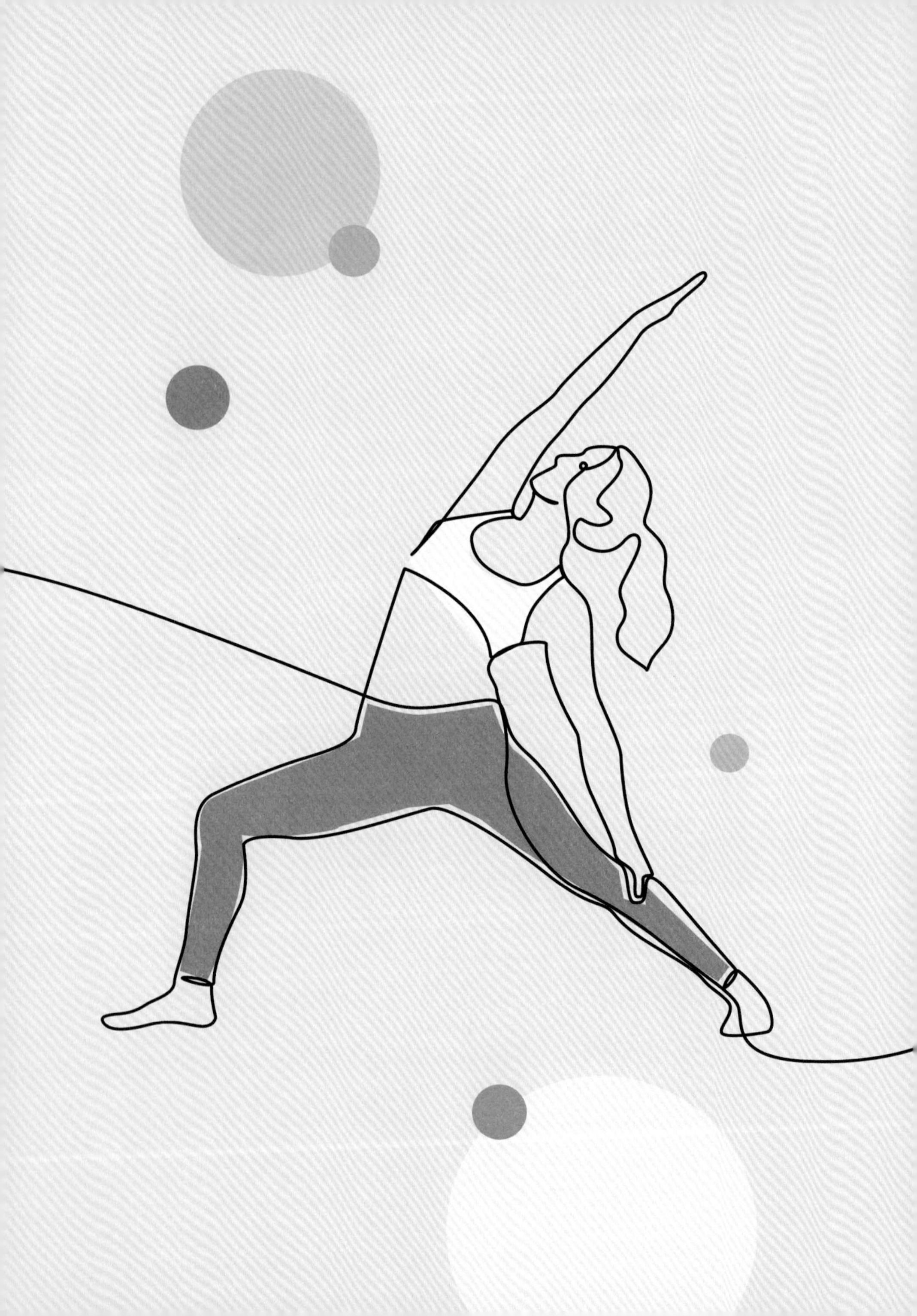

AUSDAUER, KRAFT UND BEWEGLICHKEIT

KOMMEN SIE SANFT IN SCHWUNG

Mit Bewegung können Sie das Abnehmen hervorragend unterstützen. Dafür müssen Sie nicht gleich ins Fitness-Studio oder einen Marathon laufen. Starten Sie mit einfachen Einheiten zu Hause oder draußen in der Natur. Ob Sie erst einmal zügig spazieren gehen oder sich gleich an den Muskelaufbau wagen – wichtig ist, dass Sie überhaupt etwas tun und Spaß daran haben. Auf den nächsten Seiten finden Sie viele Anregungen.

Runter mit dem Gewicht:
So kann Sport helfen

Bei allen körperlichen Aktivitäten gegen überschüssige Pfunde zählt jede abgebaute Kalorie. Sie können mit Cardio Ihre Ausdauer verbessern, Ihre Muskeln zu Fettverbrennern machen und das Wohlbefinden mit Dehnübungen steigern.

Allein von einer Runde Radeln werden Sie natürlich nicht schlanker. Aber es steht außer Frage, dass Bewegung beim Abnehmen ein entscheidender Faktor ist. Man geht davon aus, dass die Ernährung etwa zu 70 Prozent und der Sport zu 30 Prozent zum Gelingen beiträgt. Wenn das kein Grund ist, sofort loszulegen. Sie müssen ja nicht gleich Leistungssport betreiben. Idealerweise kombinieren Sie Ausdauer, Muskelkraft und Beweglichkeit. Nützliche Anregungen und Übungen dafür finden Sie auf den nächsten Seiten.

Ausdauertraining

Einfach länger durchhalten? Ausdauertraining gilt als besonders effektiver Sport, um abzunehmen. Dabei lassen sich mit wenig Aufwand sehr gute Ergebnisse erzielen. Am Anfang darf man sich nicht überfordern. Später wird es wichtig, die Leistung zu steigern, um überschüssige Pfunde abzubauen. Das ist aber nicht der einzige Benefit, denn auch Ihre Gesundheit wird Ihnen jeden schnellen Schritt danken: Cardiotraining stärkt das Herz, reguliert den Blutdruck, kann auch die Cholesterinwerte verbessern und ist gleichzeitig ein guter Weg, um Stress abzubauen und die Stimmung zu verbessern. Mit Ausdauer-Einheiten legen Sie auch eine prima Grundlage für andere Sportarten – und für den Alltag. Denn man tut sich viel leichter, wenn man nicht gleich bei jeder körperlichen Anstrengung aus der Puste kommt.

Muskelaufbau

Neben Ausdauertraining sollten Sie auch etwas für Ihre Muskeln tun, denn das verbraucht ebenfalls Kalorien und strafft den Körper. Motivierend zu wissen: Muskeln sind mehr als „Kraftmaschinen“. Sie halten jung und verringern das Risiko für zahlreiche Erkrankungen.

Das liegt an den sogenannten Myokinen, abgeleitet aus den griechischen Wörtern für Muskeln und Bewegung. Dabei handelt es sich um Botenstoffe, die den Stoffwechsel in Schwung bringen, das Immunsystem stärken, entzündliche Prozesse im Körper bekämpfen und heilende anstoßen. Krafttraining hilft übrigens auch gegen Bauchfett, denn Muskeln halten den Grundumsatz an Kalorien hoch, sodass Fett effizienter verbraucht wird. Und nicht vergessen: Muskelaufbau kann erst einmal dazu führen, dass das Gewicht steigt. Lassen Sie sich davon aber nicht verunsichern. Später wird es noch leichter abzunehmen, denn die Muskeln verbrauchen mehr Energie.

Dehnübungen

Muskelkater, Verspannungen oder verhärtetes Gewebe – Sport ist nicht ganz frei von Risiken und kann manchmal leider auch Schmerzen auslösen. Das ist schade, denn Bewegung sollte eigentlich nicht wehtun. Vor allem Einsteiger geben dann schnell wieder auf. Um genau dies zu verhindern, machen Sie es wie die Sportprofis: Dehnen Sie sich regelmäßig, um beweglich zu bleiben oder zu werden, Verspannungen zu lösen, Schmerzen zu reduzieren oder die Blutgefäße zu stärken. Wer abnehmen möchte, der profitiert nicht direkt von Dehnübungen. Die „Muskel-Wellness" macht aber leistungsfähiger, im Alltag und bei anderen Sportarten. Außerdem unterstützt Stretchen den Stressabbau.

Nicht mit Essen belohnen

Spätestens jetzt wissen Sie es: Bewegung ist großartig fürs ganze Leben. Aber Vorsicht, Sport kann für Abnehmwillige auch zur Falle werden. Schließlich macht die Joggingrunde hungrig. Wer danach zum Kühlschrank schleicht, kommt nicht unbedingt mit ein paar rohen Möhren aus. Da wird schnell mehr verdrückt als geplant. Also: Genießen Sie das gute Gefühl, etwas geschafft zu haben, aber belohnen Sie sich nicht mit Extraportionen Essen dafür.

LANGSAM LOSLEGEN

Starten Sie langsam. Wer unsicher ist, sollte sich vorher in der Hausarztpraxis beraten lassen. Menschen mit starkem Übergewicht müssen die Gelenke schonen – beispielsweise mit Sportarten wie Radfahren, Aquagymnastik oder Schwimmen. Die ersten Erfahrungen sind idealerweise positiv. Absolvieren Sie deshalb am Anfang nur kurze Bewegungseinheiten, die Ihnen vor allem Spaß machen.

Die Ausdauer verbessern: Legen Sie los und bleiben Sie dran

Bevor Sie mit Cardiotraining loslegen, können Sie erst einmal checken, wo Sie stehen. Danach verlangen Sie mehr von sich: zum Beispiel mit Spaziergängen, Wanderungen, Läufen, Radtouren oder Schwimmeinheiten.

Check: Wie gut ist meine Ausdauer

Einfach, kostenlos und aussagekräftig: Mit dem sogenannten Sechs-Minuten-Gehtest können Sie schnell herausfinden, wo Sie mit Ihrer körperlichen Fitness stehen, und später Ihre Fortschritte dokumentieren. Es handelt sich dabei um einen klinischen Funktionstest aus dem Bereich der Inneren Medizin. Den Test machen Sie draußen – und so einfach geht's: Suchen Sie sich eine ebene Strecke und gehen Sie sechs Minuten lang so zügig wie möglich, ohne dabei in den Laufschritt zu verfallen. Wie weit kommen Sie? Wenn Sie die Länge Ihrer Strecke kennen, brauchen Sie nur eine Stoppuhr dazu. Ansonsten können Sie sich von einer App unterstützen lassen. Zur Orientierung gilt grob die Formel: Der Normalwert eines Gesunden liegt zwischen 700 bis 800 Metern. Wer 1000 schafft, ist gut trainiert; nur sehr gut Trainierte kommen auf mehr.

Fitter im Alltag

Es muss nicht immer eine längere Trainingseinheit sein. Sie können Ihre Ausdauer auch im Alltag ganz nebenbei verbessern. Dafür gibt es eine ganze Reihe von Möglichkeiten, die Sie kennen sollten. Nutzen Sie jede Treppe, die Ihnen begegnet, um hinaufzusteigen, und lassen Sie Fahrstühle links liegen. Steigen Sie eine Station früher aus dem Bus und gehen Sie den Rest der Strecke zu Fuß. Auch zu Hause müssen Sie nicht untätig sein. Gestalten Sie Hausarbeiten wie Putzen oder Staubsaugen so, dass Sie dabei ins Schwitzen kommen, und hören Sie nicht gleich auf, wenn es anstrengend wird. Auch im Garten ist häufig etwas zu tun, das Sie körperlich fordert. Auch gut: Gehen Sie möglichst oft zu Fuß zum Einkaufen und tragen Sie nach Hause, was Sie brauchen. Und das Fahrrad kann auf vielen Strecken das Auto ersetzen.

Am besten machen Sie natürlich mehr als Alltagstätigkeiten. Diese Sportarten machen Spaß und es ist bestimmt auch die passende für Sie dabei:

Laufen

Mehr als ein Paar Laufschuhe brauchen Sie nicht. Zum Einstieg absolvieren Sie zunächst schnelle Spaziergänge, bei denen Sie langsam ins Walken übergehen. Wenn das gut klappt, unterbrechen Sie das Gehen mit immer länger werdenden Jogging-Einheiten, bis Sie ein paar Kilometer am Stück schaffen. Die Faustregel fürs Tempo: Laufen Sie so, dass Sie sich nebenbei noch unterhalten können („Laufen ohne Schnaufen"). Bei schlechtem Wetter wechseln Sie aufs Laufband, entweder zu Hause oder im Fitness-Studio. Moderne Geräte machen individuelles Training möglich.

Radfahren

Rauf aufs Rad! Das gilt vor allem für diejenigen, die fit werden wollen, ohne die Gelenke stark zu belasten, zum Beispiel bei Übergewicht. Außerdem macht Radfahren nicht nur Spaß, es lässt sich auch besonders gut in den Alltag integrieren, da Sie auf dem Rad Strecken zurücklegen, die Sie ohnehin machen müssen, also keine Zeit verlieren. Hügel und steilere Anstiege sind mit dem E-Bike kein Problem mehr. Wer das Haus nicht verlassen möchte, steigt aufs Ergometer. Dabei kann man sogar fernsehen.

Schwimmen

Noch schonender bei Übergewicht und Gelenkproblemen ist Schwimmen. Am ganzen Körper wird die Muskulatur nahezu schwerelos gleichmäßig gefordert. Über den Schwimmstil kann jeder die Intensität selbst bestimmen. Ob im Badesee, im Freibad oder in der Schwimmhalle: Wer schwimmen kann, sollte das regelmäßig tun. Eine falsche Technik (etwa beim Brustschwimmen mit gestrecktem Kopf über Wasser) kann jedoch unnötig belasten.

Gehen

Das ist Ihnen alles noch zu schwierig? Verständlich, wenn Sie lange nichts gemacht haben, aber natürlich kein Grund, sich gar nicht zu bewegen. Wie wäre es erst einmal mit regelmäßigen Spaziergängen draußen an der frischen Luft? „Gehen ist des Menschen beste Medizin", soll schon Hippokrates, der Begründer der griechischen Heilkunde, gesagt haben. Diese sanfte Form des Ausdauertrainings hat während der Corona-Pandemie eine Renaissance erlebt. Zum Glück, denn Studien zeigen, dass sich damit unter anderem Stress abbauen, das Immunsystem stärken und das Leben verlängern lässt.

Krafttraining:
Diese Übungen machen stark

Sie sind der Motor des Körpers, kurbeln den Stoffwechsel an, stärken das Immunsystem und wirken im gesamten Organismus wie Medizin – kein Wunder, dass kräftige Muskeln gesund und schlank machen. Mit nur vier Übungen trainieren Sie die wichtigsten Muckis.

Kniebeugen

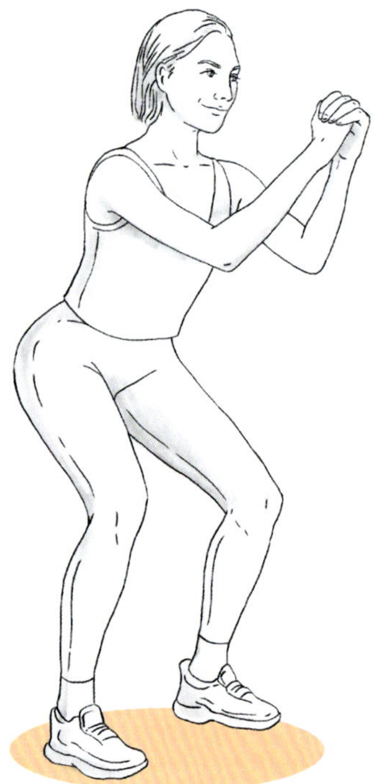

Mit dem Klassiker unter den Kraftübungen bringen Sie Beine, Po und Bauchmuskeln in Form. Los geht's im hüftbreiten aufrechten Stand. Halten Sie den Rücken gerade, während Sie bis zu einem 90-Grad-Winkel in die Knie gehen und die Hände dabei vor dem Körper schließen. Anschließend drücken Sie sich in den Stand zurück. Bei den Kniebeugen schiebt man den Po nach hinten raus, um die Kniegelenke zu schonen. Die Füße sollten etwas nach außen gerichtet sein, da die Gelenke dadurch natürlicher gebeugt und geschont werden.

Wie oft?
Versuchen Sie anfangs 10 Kniebeugen und steigern Sie sich allmählich.

Liegestütze auf den Knien

Mit dieser Übung stärken Sie die Arm-, Brust- und Rumpfmuskulatur und bereiten sich gleichzeitig auf „richtige" Liegestütze vor, mit denen sich Anfänger oft schwertun. So geht's: Stellen Sie die Hände direkt unter den Schultern auf und setzen Sie die Knie auf dem Boden ab. Senken Sie den Oberkörper langsam ab – bis die Nase fast den Boden berührt. Dann strecken Sie die Arme wieder durch. Wichtig: Spannen Sie die Bauchmuskeln dabei fest an, sodass der untere Rücken sich nicht wölbt.

Wie oft?

Fangen Sie mit 5 bis 10 Stützen an und steigern Sie sich, wenn Sie genug Kraft haben. Danach sind dann „echte" Liegestütze aus der schiefen Ebene dran.

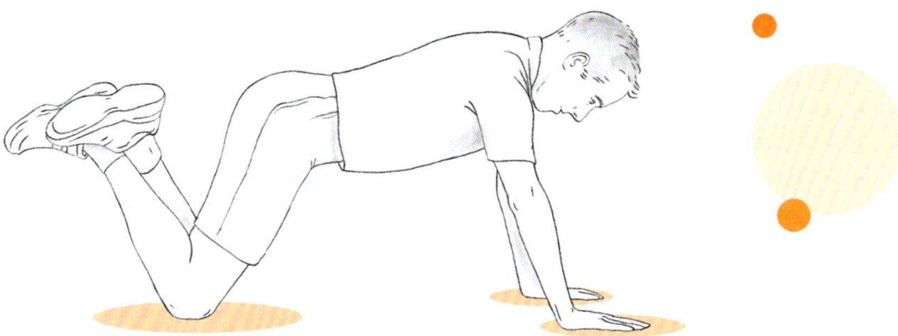

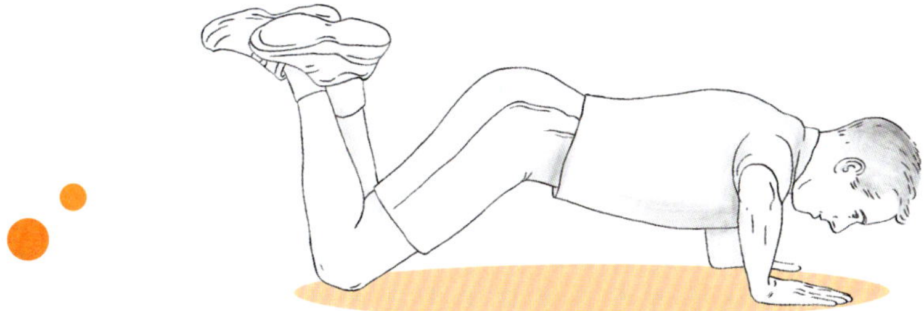

Hüftheben mit einem Bein

Ein knackiger Po ist nicht das einzige Ergebnis, wenn Sie diese Übung regelmäßig machen. Auch die Bauchmuskeln profitieren davon. Legen Sie sich auf den Rücken, die Arme lang neben dem Oberkörper, die Beine hüftbreit auf dem Boden. Strecken Sie ein Bein in die Luft und halten Sie dabei das Becken hoch, bis Wirbelsäule und Oberschenkel eine gerade Linie bilden. Halten Sie die Position kurz und senken Sie das Becken dann wieder bis knapp über den Boden ab. Dann heben Sie das Becken mit dem ausgestreckten Bein erneut.

Wie oft?

Beginnen Sie mit 5 bis 8 Wiederholungen. Danach ist das andere Bein dran. Steigern Sie die Anzahl der Wiederholungen langsam.

WENN SIE WENIGER WOLLEN

Lassen Sie sich nicht entmutigen, wenn Sie diese Übung (noch) nicht schaffen. Machen Sie stattdessen eine leichtere Variante – und zwar die gleiche Übung, aber mit beiden Beinen fest auf dem Boden. Sie heben also nur die Hüfte.

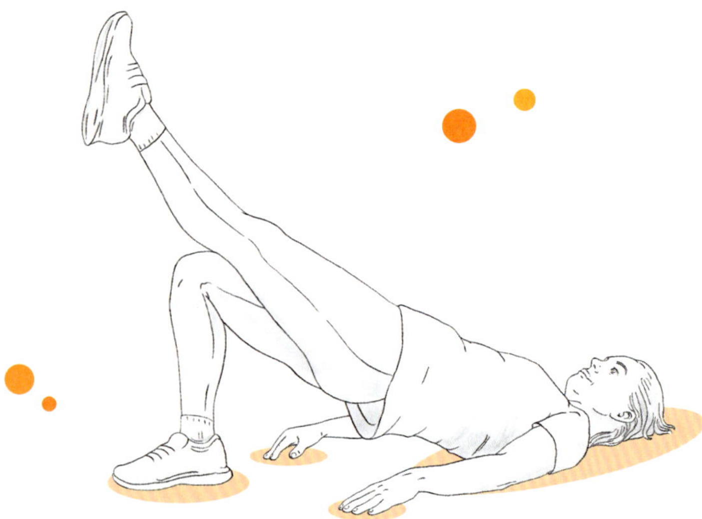

Plank

Muskelaufbau, Gewichtsabbau, Hilfe gegen Rückenschmerzen, Anregung des Stoffwechsels – der Unterarmstütz (englisch: Plank) gehört zu den besten Übungen, mit denen Sie Ihren ganzen Körper stärken können. Legen Sie sich dafür auf den Bauch. Platzieren Sie die Unterarme parallel auf dem Boden. Die Unter- und Oberarme bilden einen 90-Grad-Winkel. Die Füße stützen sich mit den Zehen auf dem Boden ab. Heben Sie den Körper gestreckt an. Der Rücken darf nicht durchhängen.

Wie lange?

Versuchen Sie, die Position zunächst 10 bis 15 Sekunden, später 30 Sekunden und länger zu halten, bevor Sie den Körper absenken. Wichtig ist, dass der Körper während der ganzen Übung nicht die Spannung verliert.

WENN SIE MEHR WOLLEN

Wer mehr erreichen möchte, kann auch mehr tun. Nämlich zusätzlich die Beine abwechselnd anheben und kurz oben halten.

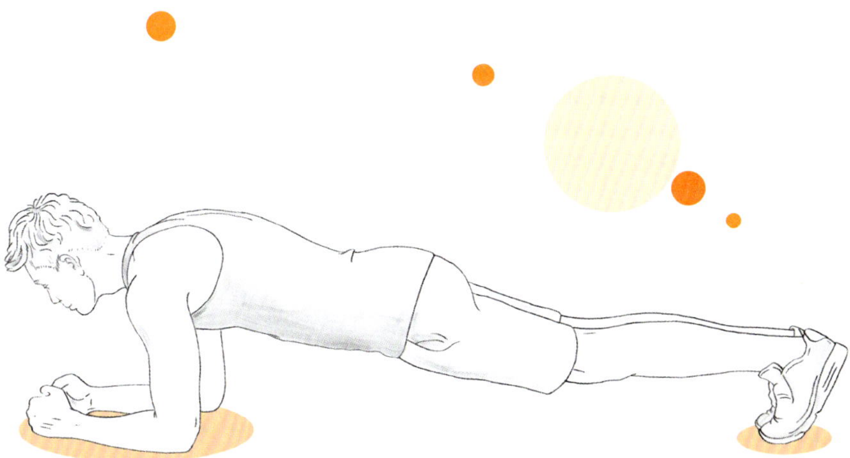

Dehnen für die Gesundheit

Stretching hält die Gelenke beweglich, die Faszien geschmeidig und die Blutgefäße elastisch. Wer seinen Körper regelmäßig dehnt, profitiert auch bei anderen Sportarten davon. Mit vier Übungen können Sie sich von Kopf bis Fuß durchstrecken.

Für Brust und Schultern

Legen Sie sich auf den Bauch und drücken Sie den Oberkörper nach oben wie auf der Abbildung. Die Hände stehen unterhalb der Schulter, die Arme sind gestreckt. Der Blick geht geradeaus. Schieben Sie in dieser Position den Brustkorb möglichst weit nach vorne und die Schulterblätter gleichzeitig nach hinten.

Wie lange?
Halten Sie die Dehnung in Brust und Schultern 30 Sekunden.

AUFWÄRMEN BITTE

Bei Dehnübungen sollten Sie keinen Kaltstart machen. Wärmen Sie sich vorher auf. Entweder mit schnellem Gehen oder Laufen auf der Stelle oder mit den Ausdauerübungen in diesem Buch auf Seite 113.

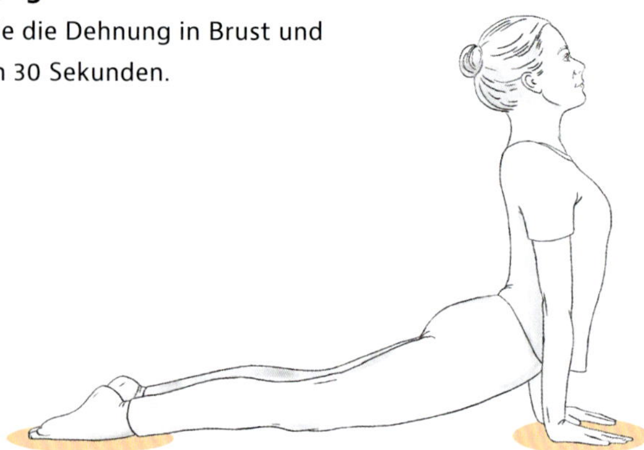

Für den Rücken

Die beliebte Yoga-Übung „Katze – Kuh" streckt und mobilisiert die Wirbelsäule. Los geht's im Vierfüßlerstand auf dem Boden. Beugen Sie die Wirbelsäule zuerst so, dass der Rücken einen Katzenbuckel bildet. Ziehen Sie das Kinn dabei zur Brust. Dann überstrecken Sie den Rücken in die andere Richtung und blicken nach oben. Dehnen Sie sich langsam und kontrolliert mit möglichst großem Bewegungsradius.

Wie oft?

Absolvieren Sie 10 bis 15 Wiederholungen und lassen Sie dabei bewusst den Atem fließen.

FÜR MEHR ABWECHSLUNG

Die Übung können Sie übrigens auch zwischendurch im Stehen machen, das Becken vor- und zurückkippen und dabei die Hände auf den Oberschenkeln ablegen.

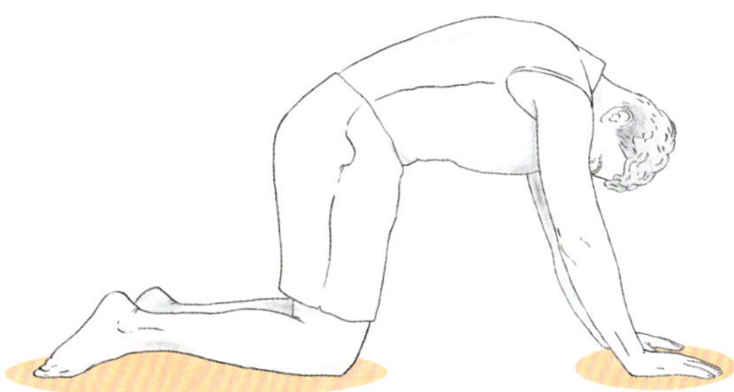

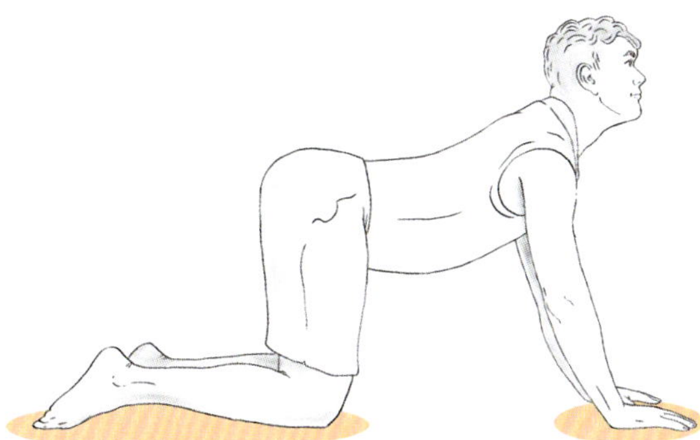

Fürs Gesäß

Mit dieser Übung werden die Gesäßmuskeln gedehnt. Setzen Sie sich dafür auf den Boden und strecken Sie ein Bein gerade aus. Das andere stellen Sie über das ausgestreckte wie auf der Abbildung. Dann drehen Sie den Oberkörper zum aufgestellten Bein hin. Während ein Arm auf dem Boden abgestützt wird, strecken Sie den anderen übers Knie, sodass der Oberkörper fixiert und gedehnt wird. Dann ist die andere Seite dran.

Wie lange?

Halten Sie die Dehnung auf beiden Seiten jeweils 30 Sekunden.

WENN SIE WENIGER WOLLEN

Etwas einfacher ist die Dehnung mit folgender Variante: Setzen Sie sich auf einen Stuhl und überkreuzen Sie die Beine, indem Sie einen Unterschenkel auf das Knie des anderen Beines legen und ihn nach unten drücken. Danach wechseln Sie die Seite.

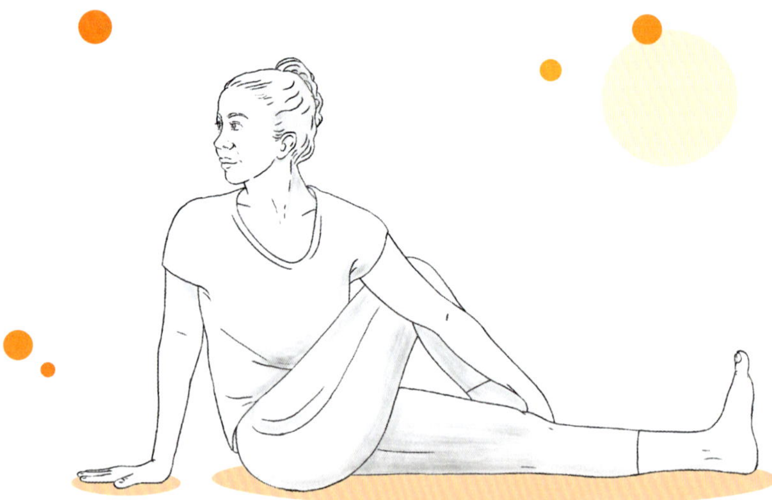

Für die Beine

Mit der vierten Stretcheinheit halten Sie Ihre Beine beweglich. Legen Sie sich auf den Rücken und umfassen Sie ein Bein mit beiden Händen, wie auf der Abbildung zu sehen ist. Das andere Bein bleibt währenddessen möglichst gestreckt auf dem Boden. Ziehen Sie das obere Bein so weit wie möglich zum Oberkörper. Die Fußspitze zeigt dabei Richtung Kopf, die Fußsohle zur Decke. Dann absolvieren Sie die Übung auf der anderen Seite.

Wie lange?

Halten Sie die Dehnung auf beiden Seiten jeweils 30 Sekunden.

KLEINER MEHRWERT

Wenn Sie Ihre Beine dehnen, halten Sie die Muskulatur der Oberschenkelrückseite flexibel. Das hat auch einen positiven Einfluss auf die Beweglichkeit des Beckens. Bestenfalls hilft die Übung dann auch gegen verspannungsbedingte Rückenschmerzen.

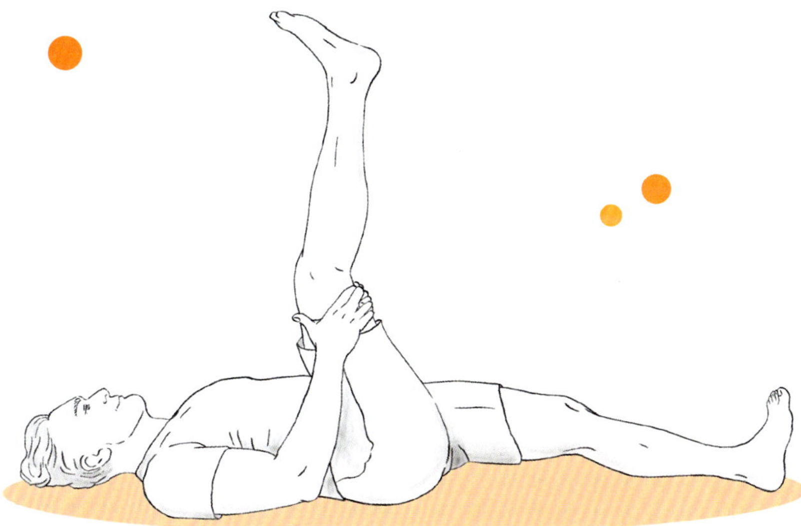

Für einen flachen Bauch

Übungen, die ganz speziell auf eine schlanke Taille abzielen, gibt es leider nicht. Das Bauchfett müssen Sie vor allem mit der richtigen Ernährung abbauen. Trotzdem profitieren Sie bei der Bekämpfung des viszeralen Fetts von Bauchmuskeln, die die Körpermitte straffen. Und das lohnt sich!

Crunches

Die Bauchpressen (englisch: Crunches) gelten heute als bessere Alternative zu Sit-ups, die früher zur Stärkung der geraden Bauchmuskeln empfohlen wurden. Warum? Sie sind schonender für den Rücken. Dafür legen Sie sich mit aufgestellten Beinen hin und drücken den unteren Rücken in den Boden, damit kein Hohlkreuz entsteht. Die Hände legen Sie an die Ohren und Ihr Blick geht zur Decke. Heben Sie den Brustkorb (dabei ausatmen) und senken Sie ihn wieder ab (einatmen), ohne die Schultern abzulegen. Halten Sie den Kopf in der Verlängerung der Wirbelsäule, also keinen Buckel machen.

Wie oft?

Machen Sie 10 bis 15 Wiederholungen, legen Sie den Oberkörper erst dann ab.

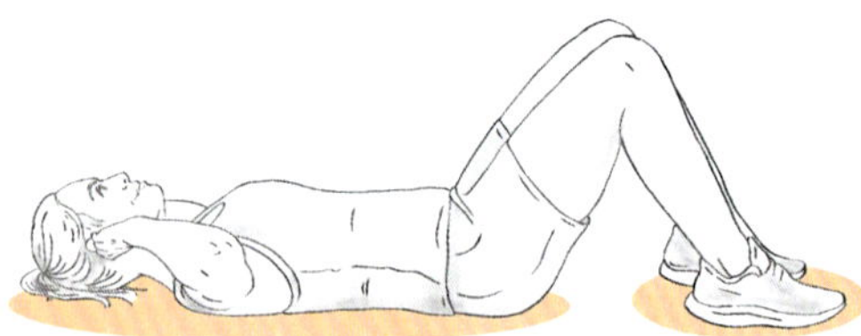

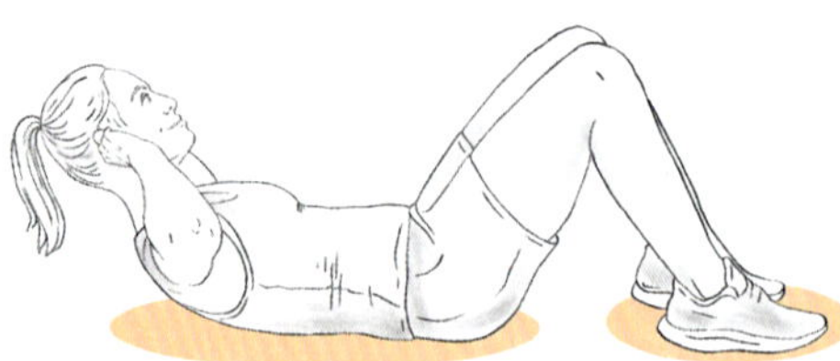

Hüftdrehung

Hier gibt es eine Herausforderung für die seitlichen und die tiefen Bauchmuskeln. Die haben eine große Bedeutung, denn sie schützen unter anderem die inneren Organe an Stellen, an denen es keine Knochen gibt. Legen Sie sich auf den Rücken. Breiten Sie die Arme in Schulterhöhe lang zur Seite aus. Die Handflächen zeigen zum Boden. Heben Sie beide Beine im rechten Winkel an. Senken Sie die Beine abwechselnd links und rechts langsam zur Seite – und zwar so weit, wie Sie es schaffen, ohne den Boden zu berühren. Atmen Sie gleichmäßig und halten Sie den Bauch angespannt.

Wie oft?

Am Anfang senken Sie jede Seite 5-mal, später 10- bis 15-mal.

WENN SIE MEHR WOLLEN

Für das nächste Level führen Sie die Übung mit gestreckten Beinen aus.

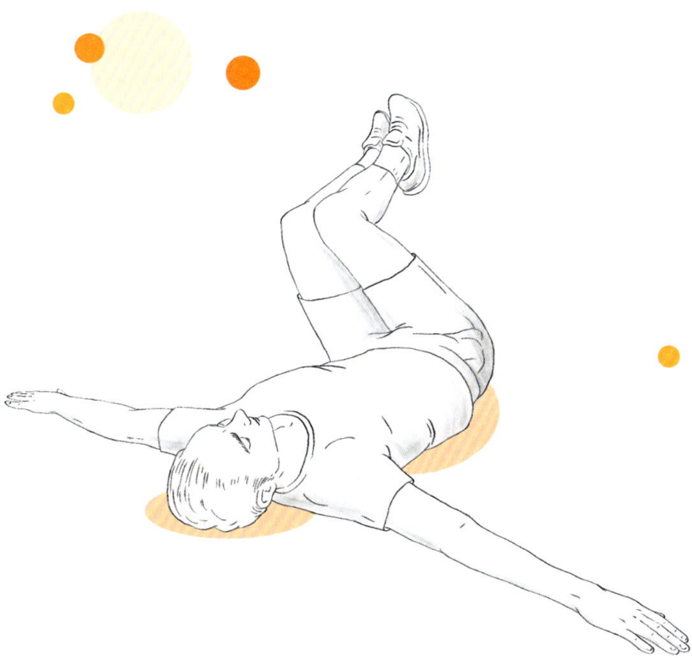

Mountain Climber

Mit dem „Bergsteiger" trainieren Sie neben der Ausdauer auch Ihre Kraft, und das kann ganz schön schweißtreibend sein. Dadurch, dass viele Muskelgruppen gleichzeitig gefordert sind, hat das Herz einiges zu tun. Los geht's in einer aufrechten Liegestützposition. Ihre Hände befinden sich unter den Schultern, Ihr Blick ist zum Boden gerichtet. Ziehen Sie jetzt Ihre Knie abwechselnd mit einer sprunghaften Bewegung zur Körpermitte heran. So ist immer ein Bein durchgestreckt und das andere angewinkelt. Der Rücken sollte nicht durchhängen, sondern möglichst gerade bleiben. Wenn Sie schon etwas mehr Übung haben, können Sie das Tempo steigern.

Wie oft?

Bei 8 bis 10 Wiederholungen ist jedes Bein 4- oder 5-mal dran.

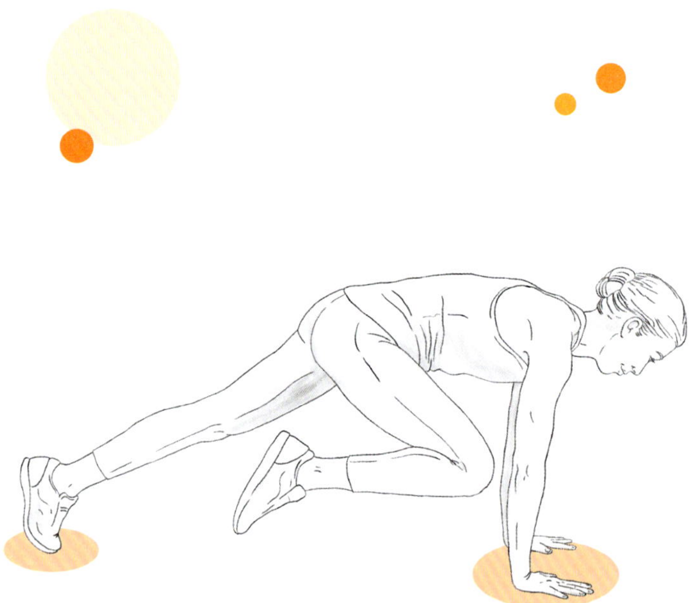

Käfer

Mit dem diagonalen Bein- und Schulterheben werden neben den geraden auch die schrägen Bauchmuskeln in Form gebracht. Zum Start gehen Sie in die Rückenlage. Nehmen Sie die Hände an die Ohren und stellen Sie die Beine angewinkelt auf. Ihr Blick ist nach oben gerichtet. Heben Sie die Schultern und die Beine leicht vom Boden ab. Führen Sie nun den linken Ellenbogen zum rechten Knie und strecken Sie gleichzeitig das linke Bein. Dann machen Sie das Gleiche mit der anderen Seite, ohne Kopf und Beine zwischendurch abzulegen. Achten Sie darauf, dass das Becken auf dem Boden bleibt. Halten Sie während der Übung nicht die Luft an, sondern atmen Sie tief und gleichmäßig weiter.

Wie oft?

Anfänger absolvieren jede Seite 5-mal. Fortgeschrittene können die Übung 10- bis 15-mal pro Seite durchführen.

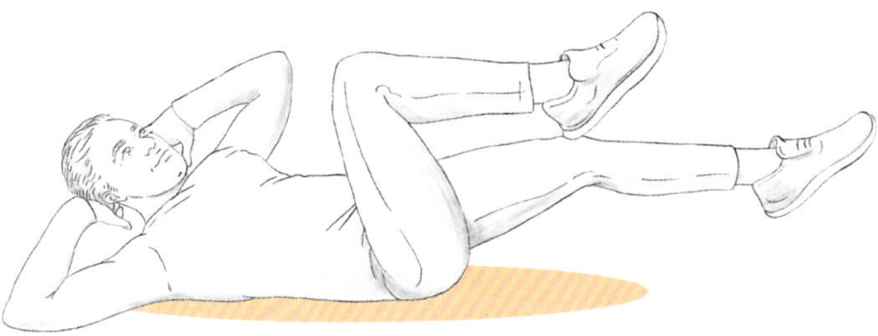

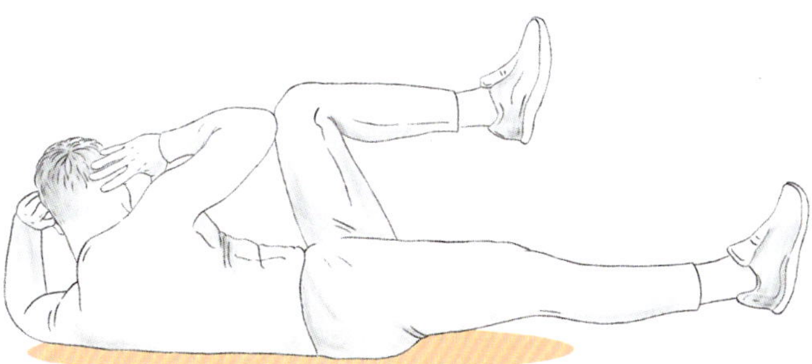

Beine senken

Legen Sie sich auf den Rücken, die Arme liegen ausgestreckt nach links und rechts neben dem Körper und den Kopf können Sie auf dem Boden ablegen. Strecken Sie die Beine nach oben aus und senken dann ein Bein in Richtung Boden ab. Der Rücken sollte dabei den Kontakt zum Boden nicht verlieren. Führen Sie das Bein wieder kontrolliert nach oben, wenn Sie merken, dass sich der Rücken vom Untergrund löst. Umso geübter Sie sind, desto weiter lässt sich das Bein nach unten senken. Führen Sie die Übung im Wechsel der beiden Beine aus.

Wie oft?

Los geht's mit 5 Wiederholungen pro Seite, nach ein bisschen Training sollten auch 10 bis 15 drin sein.

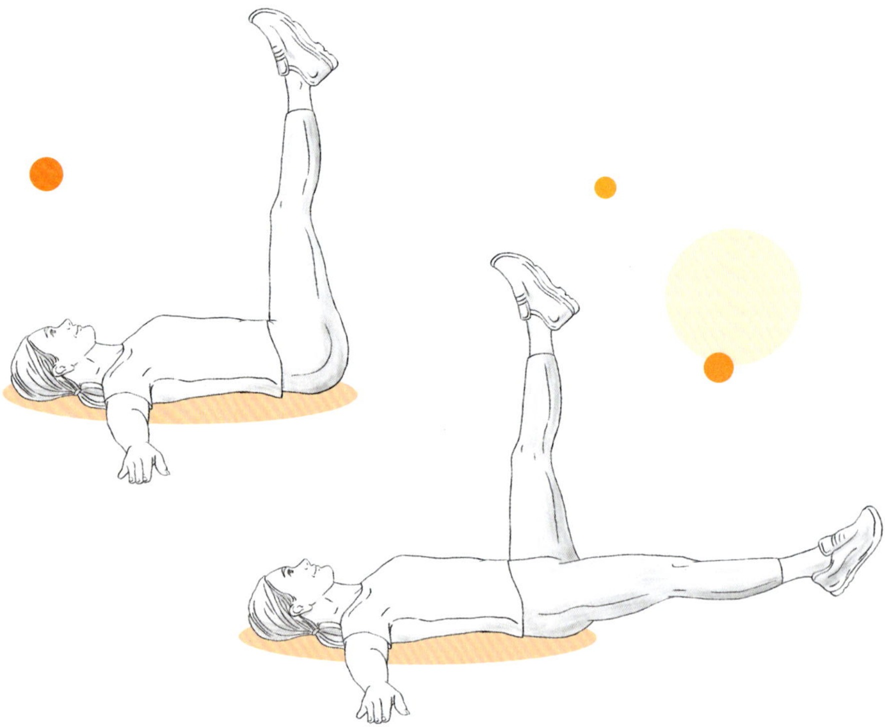

Fersenschlag

Legen Sie sich mit dem Rücken auf den Boden. Winkeln Sie die Beine an, sodass die Füße flach auf dem Boden stehen. Der Blick ist dabei nach oben gerichtet und der Kopf bildet eine natürliche Verlängerung der Wirbelsäule. Nun heben Sie den Oberkörper an, dabei befinden sich Kopf und Schultern in der Luft. Die gestreckten Arme sind seitlich vom Körper angehoben. Dann führen Sie die linke Hand in Richtung der linken Füße, sodass die Fingerspitzen bestenfalls die Ferse berühren. Im Anschluss führen Sie das Ganze in die andere Richtung aus. Wichtig ist, dass der Bauch während der gesamten Übung immer angespannt ist.

Wie oft?

Versuchen Sie zu Beginn, die Übung pro Seite 8-mal durchzuführen. Mit der Zeit können Sie die Anzahl dann erhöhen.

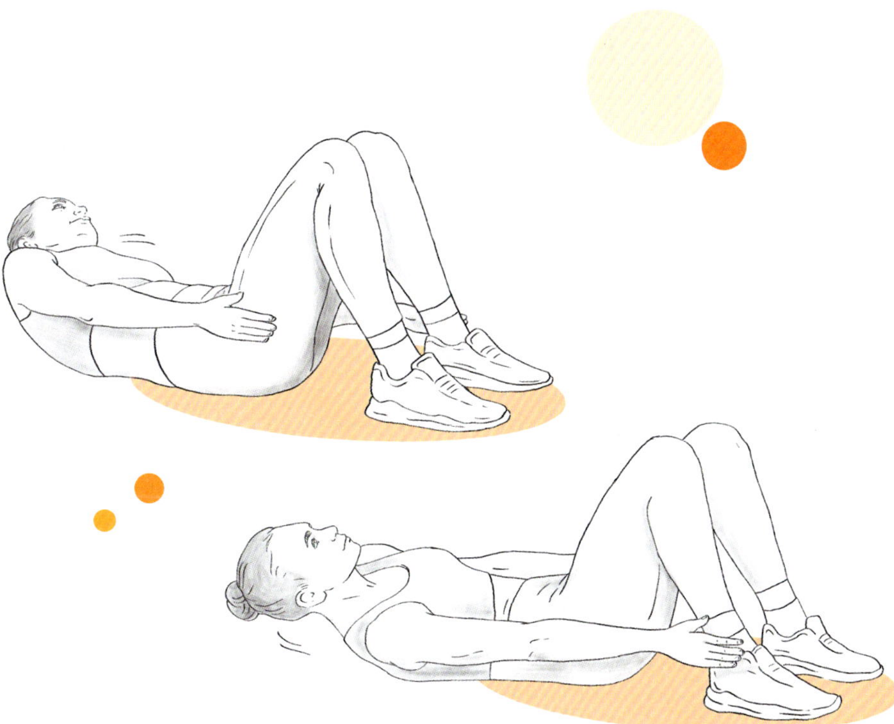

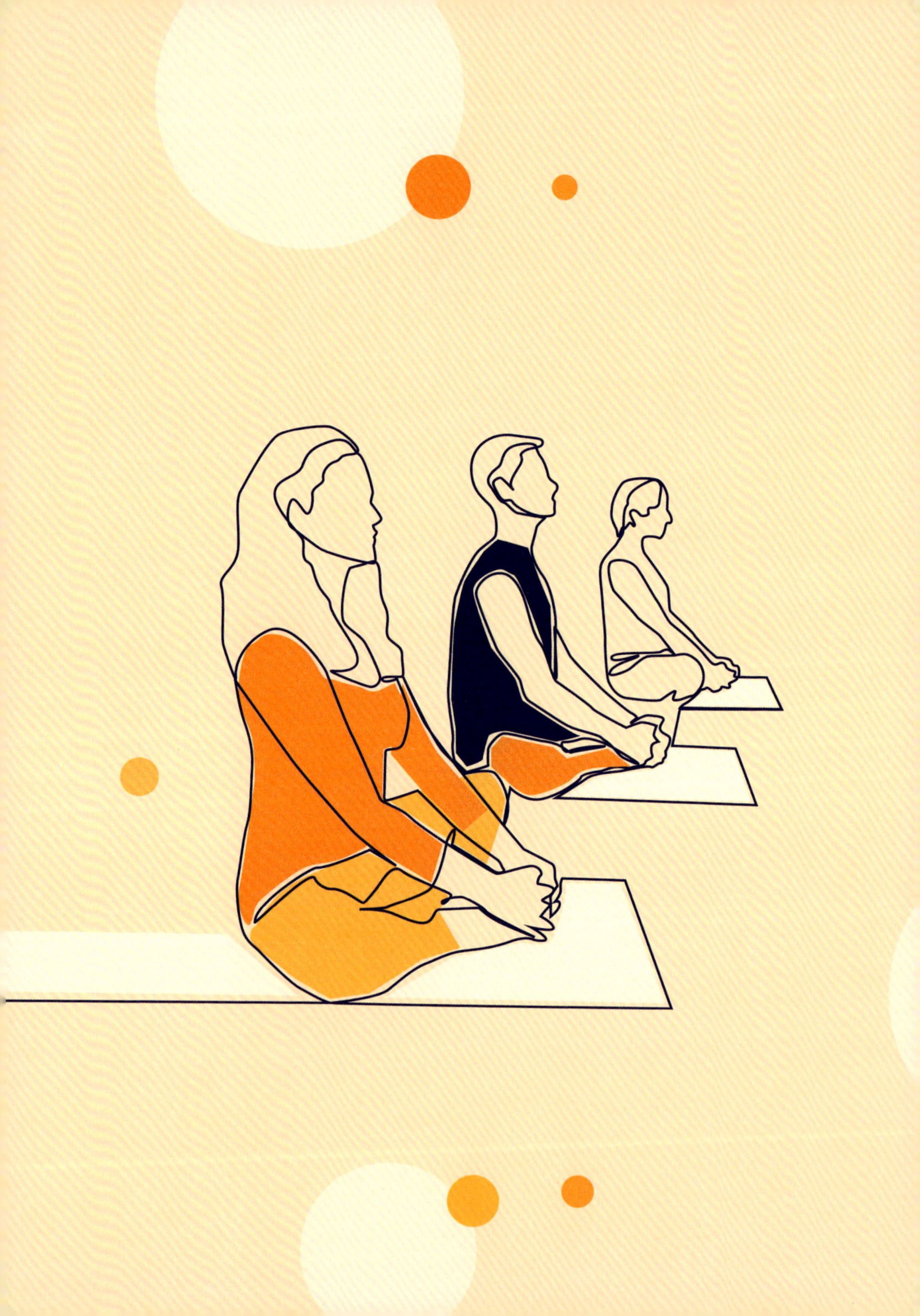

SO GELINGT EIN SCHLANKER LEBENSSTIL

AUSZEITEN NEHMEN UND GELASSENER WERDEN

Wussten Sie, dass Übergewicht und viszerales Fett nicht nur durch falsches Essen und zu wenig Bewegung entstehen? Auch die Seele spielt eine wichtige Rolle – zum Beispiel beim Umgang mit Stress, bei den eigenen Schlafgewohnheiten und beim Verhalten am Tisch. Um während der Ernährungsumstellung motiviert und mental stark zu bleiben, hilft es, die Zusammenhänge zwischen Kopf und Körper zu kennen.

Einfach mal runterkommen:
für mehr Ruhe und innere Stärke

Dauerstress verschwindet meist nicht von allein. Sie sollten sich bewusst darum kümmern, Stress und Stresshormone abzubauen. Zum Glück gibt es einige Dinge, die dabei helfen – und uns nicht nur schlanker, sondern auch glücklicher machen.

Rausgehen

Sind Sie ein Draußen-Typ, also gerne außerhalb Ihrer eigenen vier Wänden in der Natur unterwegs? Dann haben Sie eine wunderbare Leidenschaft, die sich im Nu in eine wirksame Entspannungsmaßnahme verwandeln lässt. Vor allem leichte körperliche Aktivitäten im Grünen oder am Wasser kühlen gestresste Nerven regelrecht herunter. Bereits ein Spaziergang trägt dazu bei, dass Stresshormone abgebaut und Glücksbotenstoffe freigesetzt werden. Beruhigende Naturgeräusche oder friedliche Stille unterstützen das Wohlbefinden. Der Körper wird mit einer Extraportion Sauerstoff versorgt. Wichtig: Absolvieren Sie draußen kein Sporttraining mit Wettkampfcharakter, sondern nutzen Sie die Auszeit an der frischen Luft mit sanfter Bewegung zu nichts anderem als zum Entspannen – und zwar regelmäßig möglichst jeden Tag.

Meditation für Anfänger

„Meditation? Das ist doch nur etwas für esoterisch Angehauchte!" Wer das glaubt, hat noch nie die Wirkung echter Entspannung gespürt. Zugegeben, es ist nicht ganz einfach, im hektischen Alltag für kurze Zeit abzutauchen und zur Ruhe zu kommen. Denn unsere Gedanken machen uns meist einen Strich durch die Rechnung und funken immer wieder dazwischen, wenn wir versuchen, einfach nur tief zu atmen und an nichts zu denken. Fangen Sie mit einer simplen Übung an: Schließen Sie die Augen und atmen Sie tief ein und aus. Zählen Sie beim Einatmen langsam bis 3 und beim Ausatmen bis 6. Wiederholen Sie das 10-mal. Spüren Sie nach, ob der Stress nachlässt. Wenn das (noch) nicht der Fall ist, geben Sie nicht gleich auf. Oftmals merken Einsteiger erst nach zwei Wochen, wie gut die Atementspannung tut.

DIE MACHT DER STRESSHORMONE

Wie wir im Alltag mit Herausforderungen aller Art umgehen, hat eine große Bedeutung nicht nur für unser Wohlbefinden, sondern auch für die Figur. Wenn wir unter Druck stehen, beeinflusst das unser Gewicht in zwei Richtungen: Es kann uns sprichwörtlich den Appetit verderben und geradezu Lust auf Bewegung und Energieverbrauch machen. „Wenn ich so richtig Stress habe, nehme ich von alleine ab", sagen manche aus Erfahrung. Ähnlich wie Crash-Diäten funktioniert das jedoch nicht dauerhaft.

Veränderter Stoffwechsel

Ist die Powerphase vorbei, entspannen wir uns wieder und das alte Gewicht kehrt zurück. Chronischer Stress wirkt ganz anders auf den Organismus. Meist macht diese Form von Druck das Abnehmen schwerer, denn Stresshormone wie Cortisol und Adrenalin können uns zwar pushen, jedoch nicht ständig. Fluten die Botenstoffe den Körper, ohne abgebaut zu werden, machen sie uns krank – und hungrig. Das liegt vor allem daran, dass Stresshormone den Stoffwechsel verändern. Vor allem Cortisol fördert bei chronischem Stress den gefürchteten Heißhunger. Denn dieser Botenstoff hemmt das Hormon Leptin, das für die Sättigung zuständig ist, und fördert gleichzeitig ein Hormon namens Ghrelin, das regelrechte Jieper auf Süßes und Fettiges auslöst. Das hat Folgen: Es bildet sich vermehrt Bauchfett, die Insulinwirkung wird vermindert, Muskeln werden abgebaut, der Grundumsatz sinkt und das Gewicht steigt. Das frustriert, macht unzufrieden und verursacht zusätzlichen Stress. Unter diesen Vorzeichen fühlen sich manche wie fremdgesteuert, die Impulskontrolle sinkt. Für die Betroffenen wird es immer schwerer, gesunde Essroutinen einzuhalten.

Gezielt Stress abbauen

Der einzige Ausweg: Wir müssen unseren Stress gezielt managen, um ihn abbauen zu können. Das ist zum Glück gar nicht so schwer, wenn man es sich bewusst vornimmt und eigens Zeit dafür einplant. Auf den nächsten Seiten finden Sie alltagstaugliche Anregungen. Fangen Sie wie bei einer Ernährungsumstellung schrittweise damit an. Starten Sie mit der Idee, die Ihnen schon beim Lesen auf Anhieb gefällt.

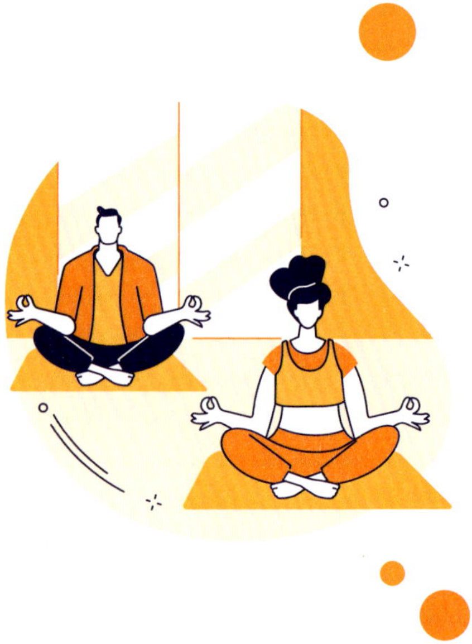

Für digitale Auszeiten sorgen

Nicht nur im Beruf kann uns die digitale Welt ganz schön zu schaffen machen. Auch private Nachrichten verlangen eine Reaktion. Selbst wenn Freunde nur ein Urlaubsfoto vom Sonnenuntergang auf Mallorca schicken, steigt möglicherweise der Stresspegel. „Ich muss sofort nachgucken, könnte ja etwas Wichtiges sein." Wer ständig digital erreichbar ist, überflutet sein Gehirn mit Informationen. Harmlose Nachrichten reißen einen aus anderen Tätigkeiten heraus, stören die Konzentration, sorgen für Anspannung und verstärken das Gefühl „Hilfe, da komme ich nicht mehr mit". Steuern Sie gegen, indem Sie bewusst Ihre Geräte ein paar Stunden ausschalten und nur zu festen Zeiten drangehen.

Das Tempo herausnehmen

Hier ein hektisches Meeting, da noch schnell eine E-Mail schreiben, nebenbei das Handy checken und noch schnell die Kinder zum Schwimmen fahren und für den kranken Nachbarn einkaufen? Viele setzen sich selbst unter Druck, um möglichst effizient zu sein, und versuchen ständig, mehrere Dinge gleichzeitig zu erledigen. Das spart vielleicht ein wenig Zeit, führt aber keineswegs zu Entschleunigung. Im Gegenteil, es ist eine enorme Belastung für Körper und Seele. Überdenken Sie Ihre Zeitplanung und setzen Sie stattdessen Prioritäten. Erledigen Sie alle Aufgaben ohne Tempo. Realistische Wochen- und Tagespläne können dabei helfen.

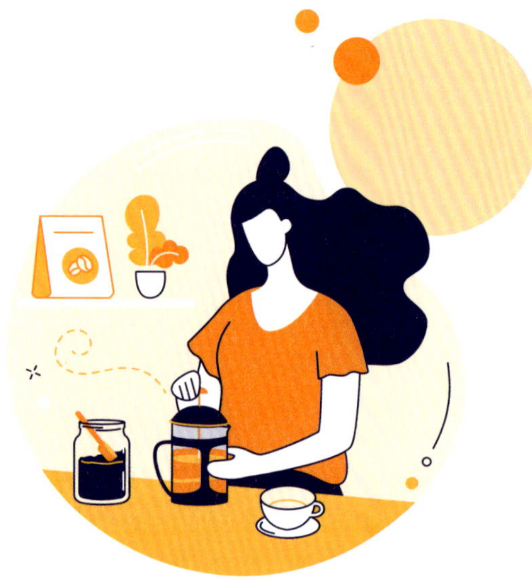

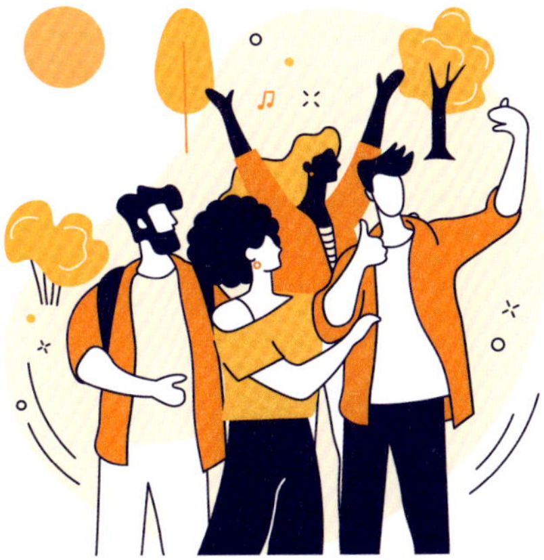

Abends Rückschau halten

Halten Sie jeden Abend kurz Rückschau und lassen Sie Ihren Tag Revue passieren. Gehen Sie in Gedanken alles durch, was Sie gemacht haben. Fallen Ihnen Situationen ein, in denen Sie gerne cooler gewesen wären, um zum Beispiel auf schlechtes Essen verzichten zu können? Hat sich der Stress, den Sie sich gemacht haben, überhaupt gelohnt? Was haben Sie empfunden? Mit welchen Ansprüchen sind Sie gestartet und was ist im Laufe des Tages daraus geworden? Warum lief manches eventuell anders als geplant? Analysieren Sie auch alles, was gut gelaufen ist und wofür Sie dankbar sind. Gleichgültig, ob Sie Ihre Gedanken aufschreiben oder im Kopf durchspielen – wer regelmäßig über sich selbst reflektiert, kann sich leichter verändern und auf Dauer gelassener werden.

Die Lebensfreude stärken

Frust übers eigene Gewicht, keine Kraft für eine Ernährungsumstellung, Einsamkeit, ein Schicksalsschlag, belastende Konflikte oder Langeweile? Manchmal geht die Lebensfreude im grauen Alltag verloren. Das stresst und blockiert Veränderungen. Die gute Nachricht: Sofern keine Depressionen dahinterstecken, lässt sich meist etwas dagegen tun. Entscheidend sind dabei nicht unbedingt die äußeren Einflüsse, sondern die eigene Einstellung. Überlegen Sie, was Ihnen Freude macht. In welchen Situationen fühlen Sie sich richtig wohl? Wann erleben Sie Leidenschaft, bei der Sie die Zeit vergessen? Vielleicht malen, basteln, singen, musizieren, fotografieren, gärtnern oder handwerken Sie gerne? Planen Sie feste Zeiten dafür ein. Sie bauen damit Stress ab, fördern Ihre Gesundheit und setzen Glückshormone frei. Wichtig zu wissen: Lebensfreude ist kein Dauerglück, sondern lässt auch Negatives zu, das aber vorbeigehen kann, wenn unsere innere Einstellung es erlaubt.

Schlafen Sie gut …
… denn das ist auch gut für die Linie

Es gibt einen sehr angenehmen Weg, um Übergewicht einzudämmen – und der lautet: mehr Schlaf! Das ist allerdings leichter gesagt als getan, denn vor allem mit dem Älterwerden lässt die Qualität der Nachtruhe nach. Ein paar Tricks können helfen.

Eine Studie hat es an den Tag gebracht: Guter Schlaf macht schlank. Um das herauszufinden, ließen Forschende des Schlafzentrums der Universität Chicago Erwachsene mit Übergewicht, die normalerweise nur sechseinhalb Stunden pro Nacht schliefen, zwei Wochen lang sieben bis neun Stunden schlummern. Damit den Teilnehmenden dies überhaupt gelang, erhielten sie vor Beginn der Studie eine individuelle Beratung zum Thema Schlafhygiene. Für eine Kontrollgruppe gab es keine Ratschläge, sie blieb unter gleichen Voraussetzungen bei zu wenig Schlaf. Das Ergebnis: Wer länger schlief, nahm etwa 270 Kilokalorien weniger auf. Andere Untersuchungen konnten zeigen, dass guter Schlaf noch mehr bewirkt: Wer länger zur Ruhe kommt, bleibt auch länger satt, hat seltener Heißhungerattacken, speichert weniger Fett und senkt sein Risiko für Adipositas. Wie kommt das?

Zunächst einmal ist Schlaf lebenswichtig: Über Nacht müssen sich Körper und Kopf gleichermaßen erholen. Das Gehirn verarbeitet die Eindrücke und Informationen des Tages. Der Körper schüttet Wachstumshormone für die Regeneration der Organe, Knochen und Muskeln aus. Herzschlag und Blutdruck sinken. Natürliche Abwehrzellen stärken das Immunsystem. Wenn all das nicht mehr richtig funktioniert, hat das negative Folgen für die Gesundheit. Doch leider ist es mit dem Vorsatz „Dann schlafe ich eben ein bisschen mehr" nicht einfach getan. Fast jeder Dritte in Deutschland klagt über Schlafprobleme, in der Altersgruppe über 60 ist es sogar jeder Zweite. Dabei wäre es gar nicht schwer, Abhilfe zu schaffen. Wie die eingangs erwähnte Untersuchung zeigt, reichen in der Regel ein paar gezielte Maßnahmen, um die Schlafqualität zu verbessern. Anregungen finden Sie rechts.

7 TIPPS FÜR ERHOLSAME NÄCHTE

1. Ruhe bitte!
Psssst, jetzt wird geschlafen! Was für Kinder gilt, sollten Erwachsene erst recht beachten. Sorgen Sie für Ruhe im Schlafzimmer. Wenn Lärm von außen unvermeidbar ist, helfen Ohrstöpsel.

2. Keine Aufregung
Bevor Sie ins Bett gehen, sollten Sie zur Ruhe kommen und sich nicht mehr aufregen. Also keine aufwühlenden Filme gucken, keine Mails mehr lesen, die Sie in Alarmbereitschaft versetzen könnten, und auch keine Streitgespräche mit den Liebsten anfangen.

3. Bildschirme aus
Sagen Sie Ihrem Computer, dem Fernseher und dem Smartphone schon früh gute Nacht und schalten Sie sie aus. Es ist zwar wissenschaftlich umstritten, doch Studien konnten zeigen, dass das blaue Licht die Bildung des Schlafhormons Melatonin zumindest bei manchen Menschen stört.

4. Dunkelheit
Nicht nur blaues Licht kann zum Schlafräuber werden. Generell ist es ratsam, in der Zeit vor dem Zubettgehen nur so wenig Licht zu nutzen, wie Sie wirklich brauchen. Sie können Lampen mit Dimmfunktion herunterregeln oder nur schwache „Funzellichter" anmachen.

5. Früh essen
Die Verdauungsorgane machen über Nacht auch gerne eine längere Pause. Nehmen Sie die letzte Mahlzeit daher ein paar Stunden vorm Schlafengehen zu sich. Damit unterstützen Sie das Intervallfasten und die schlanke Linie.

6. Keinen Alkohol
Ein Glas Wein zum Einschlafen? Das ist keine gute Idee. Auch wenn man vielleicht leichter einschlummert, schläft man insgesamt schlechter, wacht zwischendurch öfter auf und ist morgens nicht fit. Nicht zuletzt: Für Alkohol gibt es keine gesunde Dosis.

7. Rituale helfen
Gibt es ein Ritual, das Ihnen hilft runterzukommen? Eine Tasse Tee, eine Meditation, ein warmes Bad in der Wanne oder entspannende Musik? Machen Sie vor dem Schlafengehen möglichst jeden Tag das Gleiche, damit der Körper sich auf die Nacht einstellen kann.

Jetzt esse ich bewusst: das Geheimnis der Achtsamkeit

Endlich Schluss mit Essanfällen und unkontrollierbarem Hunger? Achtsamkeit kann der Schlüssel zum Erfolg sein, wenn es darum geht, schlechte Gewohnheiten abzulegen. Das lässt sich mit gezielten Übungen trainieren. Probieren Sie es einfach aus.

Verstehen Sie Ihren eigenen Körper noch? Okay, vielleicht kommt Ihnen diese Frage merkwürdig vor. Es lohnt aber, sich damit zu beschäftigen. Denn für ein gesundes Essverhalten müssen Sie auf die Signale aus dem Bauch achten. Wer schon viele Diäten gemacht hat, häufig von Heißhunger geplagt wird und den Jo-Jo-Effekt nur zu gut kennt, der hat oft verlernt, zwischen echtem Hunger und schlichter Lust auf unnötiges Essen zu unterscheiden. So schleichen sich ungünstige Ernährungsmuster immer weiter ein. Das können Sie ändern, indem Sie lernen, bewusster, langsamer und genussvoller zu essen. Dass man dabei weniger Kalorien aufnimmt, ergibt sich von allein. Eine chinesische Studie konnte belegen, dass schnelles Essen bei beiden Geschlechtern das Risiko für Bluthochdruck, das metabolische Syndrom und für zu viel Bauchfett erhöht.

Langsam genießen:

Heute bin ich Letzter!

Wenn Sie in der Regel schnell essen, nehmen Sie das Tempo raus. Kalkulieren Sie für jede Mahlzeit ausreichend Zeit ein, damit Sie gar nicht erst anfangen zu hetzen. Wenn das allein nicht hilft, nutzen Sie zusätzliche Tricks: Legen Sie zum Beispiel nach jedem dritten Bissen Messer und Gabel weg und legen Sie nach der Hälfte der Mahlzeit eine kurze Paus eine. Oder halten Sie den Löffel mit der linken Hand, wenn Sie Rechtshänder sind, und umgekehrt. Es spricht auch nichts dagegen ab und zu mal mit Stäbchen zu essen. Auch kleine Teller und kleines Besteck (Kuchengabeln und Teelöffel) bremsen die Essgeschwindigkeit. Das ist wichtig, da das Sättigungsgefühl erst nach 20 Minuten einsetzt. Wenn Sie in Gesellschaft essen, machen Sie eine Challenge und nehmen Sie sich vor: Heute werde ich als Letzter fertig!

Hinsetzen bitte:

Ich speise nur noch am Tisch

Mal eben im Vorbeigehen etwas Essbares vertilgen? Das ist nicht zu empfehlen, wenn man sich gesund ernähren und abnehmen möchte. Damit Ihnen das nicht (mehr) passiert, ändern Sie ein paar Gewohnheiten. Essen Sie zum Beispiel nur noch im Sitzen am Tisch, damit ist Essen to go schon mal ausgeschlossen. Verschlingen Sie nichts direkt aus der Packung, sondern servieren Sie es sich in schönem Ambiente. Konzentrieren Sie sich dann nur auf Ihre Mahlzeit oder Ihren Snack. Das heißt, keine Ablenkungen nebenbei, also kein Blick aufs Smartphone, kein TV und auch nicht mal eben mit der freien Hand die Mails checken. Wer unbewusst nebenbei isst, verputzt mehr, neigt zum Überessen, verliert schneller die Kontrolle und verpasst häufig den Zeitpunkt zum Aufhören.

Riechen, sehen, anfassen:

Ich nutze alle meine Sinne

So wird aus weniger mehr. Beschäftigen Sie sich mit Ihrer Nahrung nicht nur, indem Sie sie kauen und herunterschlucken. Das kulinarische Erlebnis können Sie kalorienfrei verlängern, indem Sie Ihr Essen mit allen Sinnen wahrnehmen. Das heißt: Riechen Sie an Ihrem Snack oder Ihrer Mahlzeit, betrachten Sie alles genau. Lassen Sie Farben, Aromen und die Beschaffenheit ganz bewusst auf sich wirken. Atmen Sie ein paarmal tief durch, bevor es langsam losgeht. Wenn Sie die Nahrung im Mund haben, kauen Sie sie gut durch. Wie fühlt sie sich an? Wie schmeckt sie? Auch nach dem Essen geht die Übung weiter. Spüren Sie in sich hinein. Sind Sie angenehm gesättigt und haben Sie ein gutes Gefühl?

Jeden Bissen genießen:

Ich schlinge nicht mehr

Schlingen Sie noch oder genießen Sie schon? Mit gezieltem Kautraining lässt sich der Schluck- und Schlingreflex ein wenig austricksen. Dafür gibt es eine einfache Übung, die Sie am Anfang zwischendurch (also nicht hungrig) machen können, bevor Sie sich damit an die Hauptmahlzeiten wagen. Versuchen Sie – zum Beispiel ein Stück Vollkornbrot – möglichst lange zu kauen. Idealerweise 30-mal. So kann der Körper das Essen besser registrieren. Bestenfalls stellen Sie schon nach wenigen Trainingseinheiten fest: Wow, ich komme plötzlich mit einer halben Portion Nudeln aus.

Weiterführende Literatur

Ausgewählte Studien

Beck E. J. et al.: Oat beta-glucan increases postprandial cholecystokinin levels, decreases insulin response and extends subjective satiety in overweight subjects. - Mol Nutr Food Res (2009), 53; 1343-51.

Eckel N, Li Y, Kuxhaus O, Stefan N, Hu FB, Schulze MB. Transition from metabolic healthy to unhealthy phenotypes and association with cardiovascular disease risk across BMI categories in 90 257 women (the Nurses' Health Study): 30 year follow-up from a prospective cohort study. Lancet Diabetes & Endocrinology 2018;6(9):714-724.

Evelyn Lamy, Stefan Schmitz, Angelika Krumbein, Volker Mersch-Sundermann: Isothiocyanate-containing mustard protects human cells against genotoxins in vitro and in vivo, Mutation Research/Genetic Toxicology and Environmental Mutagenesis, Volume 726, Issue 2, 2011, Pages 146-150, ISSN 1383-5718, https://doi.org/10.1016/j.mrgentox.2011.09.004.

Li, H., Zhang, L., Li, J. et al. Resistant starch intake facilitates weight loss in humans by reshaping the gut microbiota. Nat Metab 6, 578–597 (2024). https://doi.org/10.1038/s42255-024-00988-y.

McDonald D., Hyde E. et al. Knight R 2018. American Gut: an Open Platform for Citizen Science Microbiome Research. mSystems 3:10.1128/msystems.00031-18. https://doi.org/10.1128/msystems.00031-18.

Tao, L., Yang, K., Huang, F. et al. Association between self-reported eating speed and metabolic syndrome in a Beijing adult population: a cross-sectional study. BMC Public Health 18, 855 (2018). https://doi.org/10.1186/s12889-018-5784-z.

Tasali E, Wroblewski K, Kahn E, Kilkus J, Schoeller DA. Effect of Sleep Extension on Objectively Assessed Energy Intake Among Adults With Overweight in Real-life Settings: A Randomized Clinical Trial. JAMA Intern Med. 2022;182(4):365–374. doi:10.1001/jamainternmed.2021.8098.

Empfehlenswerte Bücher

Die Ernährungs-Docs: Unser Anti-Bauchfett-Programm, ZS Verlag 2022
Die Ernährungs-Docs: Unsere 100 besten Anti-Bauchfett-Rezepte, ZS Verlag 2025
Die Ernährungs-Docs: Unsere Anti-Jo-Jo-Methode, ZS Verlag 2024

Sachregister

Rezeptregister

HINWEIS

Die Ratschläge in diesem Buch wurden mit größter Sorgfalt von Autoren und Verlag erarbeitet und geprüft. Eine Garantie kann jedoch nicht übernommen werden. Ebenso ist eine Haftung der Autoren bzw. des Verlags und seiner Beauftragten für Personen-, Sach- oder Vermögensschäden ausgeschlossen. Erkrankungen mit ernstem Hintergrund gehören in ärztliche Behandlung! Bei bereits bestehenden Beschwerden kann das Buch daher keinen fachärztlichen Rat ersetzen.

ZUM AUTOR

Die NDR-Sendung VISITE steht als Gesundheitsmagazin seit mehr als 50 Jahren mit über 1000 Sendungen für medizinische Glaubwürdigkeit und Kompetenz. Wichtige Gesundheitsinformationen bilden dabei den Schwerpunkt. Dabei geht es nicht nur darum, Fakten weiterzugeben, sondern auch komplizierte Inhalte ansprechend zu verpacken, sodass Medizin richtig spannend wird. Die VISITE-Redaktion erstellt Reportagen und berichtet über Krankheiten, Diagnosen und die neuesten Therapien. Es kommen regelmäßig Fachärztinnen und -ärzte zu Wort, die alle relevanten Themen aus der medizinischen Praxis erläutern.

BILDNACHWEIS

Pauline Karlson: S. 10, 114, 115, 116, 117, 118, 119, 120, 121, 122, 123, 124, 125, 126, 127
Coco Lang: S. 103
NDR/Janis Röhlig: S. 4
Claudia Timmann: S. 20, 59
Shutterstock: S. 6, 13, 14, 15, 17, 25, 30, 31, 33, 34, 35, 36, 37, 42, 43, 44, 45, 46, 108, 128, 132, 133

IMPRESSUM

Hinter jedem tollen Buch steckt ein starkes Team

Projektleitung: *Kathrin Ullerich, Simone Bauer*
Texte: *Franziska Pfeiffer*
Rezeptentwicklung: *Cora Wetzstein, Martina Kittler*
Lektorat: *Kathrin Gritschneder*
Covergestaltung: *Ina Zimmermann*
Grafische Gestaltung und Satz: *Ina Zimmermann, Georg Feigl*
Fotografie: *Mathias Neubauer (andere siehe Bildnachweis)*
Foodstyling: *Manuel Weyer*
Illustrationen: *Shutterstock, Pauline Karlson*
Herstellung: *Frank Jansen*
Producing: *Jan Russok*
Druck & Bindung: *optimal media GmbH, Röbel*

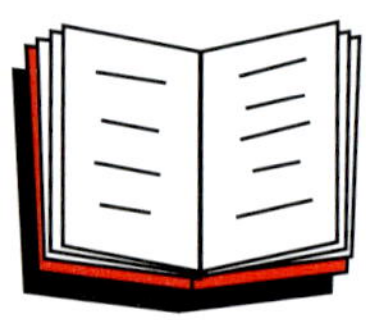

1. Auflage 2026
© 2026 Edel Verlagsgruppe GmbH, Neumühlen 17, 22763 Hamburg
ISBN: 978-3-96584-600-5
Redaktionsanschrift:
ZS, Edel Verlagsgruppe GmbH, Kaiserstraße 14b, 80801 München
www.zsverlag.de/kontakt
www.edelverlagsgruppe.de/kontakt

LIEBE LESER, LIEBE LESERINNEN

wie schön, dass Sie ein Buch von ZS in den Händen halten. „jetzt leben!“ ist das Motto unseres Verlages. Es steht für Genuss und Inspiration, Unterstützung und Motivation. Ob Kulinarik oder Fitness, Gesundheit oder Lebenshilfe – seit über 30 Jahren bieten wir kompetente Ratgeber für (fast) alle Lebenslagen. Wir lieben Tradition genauso wie Innovation – sie treiben uns an. Unsere Autorinnen und Autoren sind Menschen, die zu ihrem Thema wirklich etwas zu sagen und zu schreiben haben. Unsere Produkte sind erzählerisch, appetitmachend und als gedruckte Bücher haptisch echte Erlebnisse. Für Sie mit ganz viel Liebe gemacht! Entdecken Sie mehr aus unserer wunderbaren Welt!

UNSER VERLAGSHAUS

Mit Standorten in München und Hamburg zählt die Edel Verlagsgruppe zu den größten unabhängigen Buchanbietern Deutschlands. Zur Edel Verlagsgruppe gehört unter anderem ZS mit seinen Lizenzmarken Dr. Oetker Verlag, Kochen & Genießen und Phaidon by ZS.

ZS - Ein Verlag der Edel Verlagsgruppe
www.zsverlag.de
www.facebook.com/zsverlag
www.instagram.com/zsverlag

NEWSLETTER

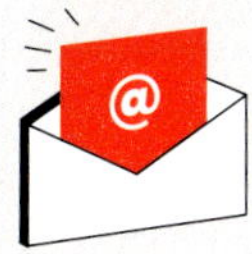

Was koche ich heute Feines? Und wie geht das – schmackhaft und gesund?

Melden Sie sich jetzt zum ZS-Genuss-Service an und verpassen Sie keine kulinarischen und gesundheitlichen Trends mehr.
Wir informieren Sie regelmäßig über unsere Neuerscheinungen, Aktionen oder Gewinnspiele und verraten Ihnen unsere Lieblingsrezepte!

GEWINNEN

Unter allen Neuabonnierenden verlosen wir jeden Monat eine *ZS-Genuss-Box* im Wert von 75,00 €.

Jetzt anmelden unter:
www.zsverlag.de/newsletter

oder den QR Code scannen:

ANMELDEN!